医療従事者のための

感染対策ルールブック

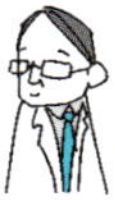
Dr.Yano

The rulebook of infection control and prevention for healthcare professionals

浜松医療センター　副院長・感染症内科部長・衛生管理室長
矢野邦夫 著

リーダムハウス

はじめに

現在，日本では，学会などから公開されている数多くの感染対策ガイドラインを参考にしながら各病院ごとに独自のマニュアルが作成されています。これらの情報源として多くを占めるのがCDCガイドラインであると言えます。CDCが公開する数々のガイドラインは，エビデンスに基づいた極めて有用な内容であるからです。しかし，その情報量は余りにも膨大ですべてを読破することは現実的には困難です。

そこで，この膨大な情報の中から実践で役立つ重要なメッセージを厳選し，感染対策の全体像と要点を把握できる実務的な本があれば，研修医や新人看護師のみなさんはもとより，現場で活動するすべての医療従事者の方々に有益なものになると考え，本書を執筆しました。

本書では主要なCDCガイドラインやガイダンスを中心に「ルール＋解説＋文献」の形式でまとめています。ルールのみを読んでいただいても十分に役立つと思います。

また，CDCガイドライン以外にWHOや米国外科学会など海外で公開されているものや，国内にも重要なガイドラインがありますから，それらの情報源からも日本の医療現場の実情にあわせて必要な感染対策を本書に盛り込んでいます。

本書が，医療従事者の方々の座右の書として職場で活用されることを希望します。最後に，この企画を提示いただいた（株）リーダムハウスの多賀友次氏に謝意を表します。

2019年8月吉日

浜松医療センター

矢野邦夫

目次

Contents

Category 1 標準予防策

Rule 001 標準予防策の対象患者は，感染者・非感染者を問わない。 23
Rule 002 標準予防策では，すべての患者に由来する湿性生体物質は感染源になりうるものとして取り扱う。 24
Rule 003 標準予防策の構成要素を知っておく。 24
Rule 004 標準予防策における個人防護具使用の判断は，ケアに伴う曝露リスクの予測に基づいて行う。 25
Rule 005 ウイルスによる季節性の呼吸器感染症の市中流行期は，呼吸器分泌物を封じ込める対策として咳エチケットを実施する。 26
Rule 006 咳エチケットは，咳，充血，鼻水，呼吸器分泌物の増加といった症状のある人と家族，同伴者が実施する。 26
Rule 007 咳エチケットは5つの対策を複合的に実施する。 27
Rule 008 咳エチケットではサージカルマスクの着用とともに手指衛生が重要となる。 28
Rule 009 喘息やアレルギー性鼻炎などの患者には感染性はないが，咳エチケットは実施する。 29
Rule 010 無菌テクニックを用いて，滅菌済み注射器具の汚染を防ぐ。 29
Rule 011 注射器や注射針を複数の患者に用いてはならない。 30
Rule 012 複数回量バイアルを用いる場合は十分な管理が必要である。 30
Rule 013 脊柱管や硬膜下腔にカテーテルを留置したり薬剤を注射するときにはサージカルマスクを着用する。 31
Rule 014 汚れた洗濯物は適切に取り扱う。 32

Category 2 感染経路別予防策

Rule 015 標準予防策だけでは感染経路を完全には遮断できない状況では感染経路別予防策を追加する。 33

Rule 016 感染経路別予防策は臨床症状または予測される病原体に基づいて実施する。 34

Rule 017 多剤耐性菌の保菌者は永久に保菌していると考えて対処する。 35

接触予防策

Rule 018 接触予防策では患者は個室隔離かコホーティングする。 35

Rule 019 接触予防策下にある病室に入る医療従事者は手袋とガウンを着用する。 36

Rule 020 接触予防策下の患者の病室外への移送は医学的に必要な目的に限定する。 37

Rule 021 接触予防策下の患者に用いる器具は使い捨てにするか患者専用にする。 38

Rule 022 接触予防策下の患者に用いた食器類を再使用する前の洗浄は一般的な方法で行えばよい。 38

Rule 023 接触予防策下の患者周辺の「手指の高頻度接触面」は頻回に洗浄・消毒する。 38

飛沫予防策

Rule 024 飛沫予防策では患者を個室隔離かコホーティングする。 39

Rule 025 飛沫予防策下にある病室に入る医療従事者はサージカルマスクを着用する。 40

Rule 026 飛沫予防策下の患者の病室外への移送は医学的に必要な目的に限定する。 40

Rule 027 飛沫予防策下の患者に用いる器具は使い捨てにするか患者専用にする。 41

Rule 028 飛沫予防策下の患者に用いた食器類を再使用する前の洗浄は一般的な方法で行えばよい。 41

Rule 029 飛沫予防策を要する外来患者は，速やかに小部屋に収容する。 42

Rule 030 飛沫感染の最大距離は現在も解決されていない。 42

空気予防策

Rule 031 空気感染は3つに分けて考える。 43

Rule 032 飛沫感染する病原体が，そのまま空気感染することはない。 44

Rule 033 空気予防策では空気の特別な取り扱いや換気が必要である。飛沫予防策では必要ない。 44

Rule 034 空気予防策が必要な患者は空気感染隔離室に入室させる。 45

Rule 035 空気感染隔離室では肉眼的指標により空気圧を毎日測定する。 45

Rule 036 空気予防策下の患者の病室外への移送は医学的に必要な目的に限定する。 46

Rule 037 空気予防策下の患者に用いる器具は使い捨てにするか患者専用にする。 47

Rule 038 空気予防策下の患者に用いた食器類を再使用する前の洗浄は一般的な方法で行えばよい。 47

Rule 039 空気予防策を要する感染が疑われる外来患者には，速やかにトリアージを行い，サージカルマスクを着用させる。 48

Rule 040 面会者のスクリーニングをして，感染源にならないようにする。 48

Category 3 個人防護具

Rule 041 個人防護具は標準予防策では血液・体液曝露が予測されるときに着用し，感染経路別予防策では病室入室時に必ず着用する。 51

Rule 042 標準予防策においては患者ケアで血液・体液曝露が予測される場合は，個人防護具を着用する。 52

Rule 043 標準予防策において患者ケアによる手への激しい汚染が想定される場合は手袋を着用する。 52

Rule 044 個人防護具は，自分と周囲の環境を汚染しない方法で外す。 53

Rule 045 手袋は患者ケアごとに廃棄する。1 人の患者のケアでも必要に応じて交換する。 54

Rule 046 手袋を洗って再使用してはならない。 54

Rule 047 手袋を外したあとは手指衛生を行う。 55

Rule 048 N95 マスクを着用するのは医療従事者である。患者が着用することはない。 55

Rule 049 N95 マスクは使い捨てにするが，結核患者のケアで用いた場合は再利用できる。 56

Rule 050 ケアにおいて患者由来の感染性物質による腕や衣服への汚染が予測される場合は，ガウンを着用する。 57

Rule 051 ケア中に患者の血液や体液などを浴びる恐れがある場合は，口，鼻，眼の防護を行う。 58

Rule 052 眼鏡をゴーグルやフェイスシールドの代替として使用してはならない。 58

Category 4 手指衛生

衛生的手洗い

Rule 053 手指が肉眼的に汚れていなければ「アルコール手指消毒」，肉眼的に汚れていれば「石鹸と流水による手洗い」を行う。 61

Rule 054 アルコール手指消毒薬を使用する場合には十分量を用いる。 62

Rule 055 手指衛生は WHO の 5 つのタイミングで実施する。 62

Rule 056 アルコール手指消毒薬は，手指衛生のアプローチがしやすい場所に設置する。 63

Rule 057 「石鹸と流水による手洗い」は 15 秒以上行う。 64

Rule 058 「アルコール手指消毒」と「石鹸と流水による手洗い」を連続してはならない。手荒れを引き起こすからである。 64

Rule 059 医療従事者の手荒れが増加してきたら，石鹸と流水による手洗いを中止し，保湿剤を含んだアルコール手指消毒薬を使用する。 65

Rule 060 長い爪，つけ爪，マニュキュアは手指衛生の効果を減弱させる。 66

手術時手洗い

Rule 061 手術時手洗いは最初に石鹸と流水で手指の汚れを落としたのち，持続活性のあるアルコール手指消毒薬を用いる。 67

Rule 062 手術時の手指消毒におけるスクラブは長時間行う必要はない。 67

Rule 063 手術が連続するとき，手術間ではアルコール手指消毒薬による手指消毒のみでよく，石鹸と流水による手洗いは必要ない。 68

Category 5 環境整備

Rule 064 医療従事者や患者が環境表面から直接感染することはほとんどないが，環境表面に付着した病原体は手を介してヒトに伝播する。 71

Rule 065 環境表面は手指の「高頻度接触面」と「低頻度接触面」の 2 つに分類され，前者では頻回に洗浄する。 71

Rule 066 「環境表面」はノンクリティカルに分類される。 72

Rule 067 床の清掃は洗浄剤による一般的な洗浄法で行う。 73

Rule 068 洗浄で使うバケツや洗浄液の細菌汚染に注意する。 74

Rule 069 モップや雑巾が微生物汚染を受けないために洗浄液は消毒薬を含んだものを用いる。 74

Rule 070 床などに付着した大量の血液や体液を除去する場合，最初にその有機物を十分に取り除くことが大切である。 75

Rule 071 環境表面の拭き掃除による病原体や土埃の物理的な除去は薬剤の殺菌効果よりも重要である。 76

Rule 072 アルコールによる環境表面の清拭は，小器具の表面など狭い面積に限定する。 76

Rule 073 感染対策として環境表面の日常的な培養を行う必要はない。 77

Rule 074 医療機関での小児用玩具は適切に衛生管理する。 77

Rule 075 易感染性の患者がいる区域ではカーペットの使用 78

を避ける。
Rule 076 造血幹細胞移植患者の病室の生花，鉢植え植物は推奨されない。 78
Rule 077 同種造血幹細胞移植患者はアスペルギルス対策として防護環境に入室させる。 79
Rule 078 造血幹細胞移植患者でのアスペルギルス症の発症数のサーベイランスは必要である。 81
Rule 079 病院の建築や改修工事の期間は造血幹細胞移植患者のためのアスペルギルス対策を強化する。 81
Rule 080 1人の透析患者に使用された物品をそのまま他の透析患者のベッドやその周辺区域に持ち込んではならない。 82
Rule 081 透析室の環境表面はHBVの感染経路になりうる。 83
Rule 082 透析室の血液汚染に対しては適切な消毒薬による環境消毒が必要である。 83
Rule 083 透析室ではHBs抗原（+）患者とHBVに感受性のある患者のベッドを隣り合わせにしない。 84
Rule 084 クロイツフェルト - ヤーコブ病の患者の病室の清掃は日常的な方法で十分である。 85
Rule 085 血液はプリオンの伝播の原因とはならないので，血液が環境表面に付着した場合も日常的な処置で十分である。 85

Category 6 医療関連感染

血管内カテーテル

Rule 086 カテーテル由来血流感染と中心ライン関連血流感染を混同しない。 87
Rule 087 感染管理上，中心静脈カテーテルの挿入部位は鎖骨下静脈が望ましい。 88
Rule 088 中心静脈カテーテルの留置には超音波ガイドを使用する。 89
Rule 089 中心静脈カテーテルの挿入またはガイドワイヤー交換の際には，マキシマル・バリアプリコーションを実施する。
Rule 090 中心静脈カテーテルの挿入時とドレッシング交換時には＞ 0.5% クロルヘキシジン含有アルコール製剤で皮膚消毒する。 90
Rule 091 末梢静脈カテーテルの挿入時は非滅菌手袋を着用する。動脈カテーテルや中心静脈カテーテルの挿入の際には滅菌手袋を着用する。 91
Rule 092 カテーテル部位を覆う際は，ガーゼか透明ドレッシングのいずれかを使用する。 92
Rule 093 血管内カテーテルの固定には無縫合固定器具を使用する。 93
Rule 094 輸液セットは，72 ～ 96 時間ごとよりも頻回にならないように交換するが，少なくとも 7 日ごとには交換する必要がある。 93
Rule 095 中心静脈カテーテルの感染対策は 2 段階（基本手技 + 特別アプローチ）で実施する。 94
Rule 096 カンジダ血症の患者の中心静脈カテーテルの抜去については，好中球減少のない患者では抜去する。好中球減少のある患者では必ずしも抜去することはなく，個々の状況で判断する。 95

尿道留置カテーテル

Rule 097 カテーテルの尿道留置には尿路感染を起こすリスクがある。 96
Rule 098 尿道留置カテーテルの適正使用について熟知する。 96
Rule 099 急性期病院では無菌操作と無菌器材で尿道留置カテーテルを挿入する。非急性期施設では，間歇導尿の清潔手技は許容される。 97
Rule 100 尿道留置カテーテルは最小径のカテーテルを使用し，挿入後は適切に固定する。 98
Rule 101 特定の患者では，尿道留置カテーテルよりも間歇導尿法のほうが望ましい。 98
Rule 102 閉鎖式導尿システムを使用する場合には膀胱洗浄以外は接合部を引き離さない。 99
Rule 103 尿道留置カテーテルや採尿バッグは定期的に交換 99

しない。
Rule 104 採尿バッグは汚染しないように適切に取り扱う。 **100**
Rule 105 尿道留置カテーテルの抜去前にカテーテルをクランプする必要はない。 **101**
Rule 106 尿路感染を予防する目的で尿道周囲を消毒することはしない。 **101**
Rule 107 尿道留置カテーテルの挿入患者にカンジダ尿がみられても，症状がなければ保菌であるためカテーテルを抜去するだけでよい。 **101**
Rule 108 尿道留置カテーテルの挿入患者にカンジダ尿がみられ，症状があれば尿路感染の可能性があるので，カテーテルを抜去する。 **102**

人工呼吸器

Rule 109 呼吸器回路は使用期間を根拠としたルチーンな交換はしない。肉眼的に汚れがあるか機械的に不調な場合に交換すればよい。 **103**
Rule 110 呼吸器回路の結露は，気管・気管支に流れ込まないように定期的に捨てる。結露の取り扱い時は手袋を着用する。 **104**
Rule 111 声門下域に溜まった気管支分泌物をドレナージするときは背面ルーメンを付属した気管チューブを用いる。 **104**
Rule 112 気管内挿管の必要性と期間を減らすために非侵襲的陽圧換気療法を積極的に用いる。 **105**
Rule 113 ネブライザーは細菌汚染しないように管理する。毎日，滅菌または高水準消毒を実施し，滅菌水のみを使用する。 **106**

手術

Rule 114 手術部位感染は感染の深達度によって３つに分類される。 **106**
Rule 115 予防抗菌薬は皮膚切開時に血中および組織内で確実に殺菌濃度に達するタイミングで投与する。 **107**
Rule 116 手術前の予防抗菌薬は切開前の１時間以内に開始する。 **107**

Rule 117 閉創後は予防抗菌薬の投与はしない。 108
Rule 118 手術室では人の動きを制限する。 109
Rule 119 周術期は糖尿病の有無にかかわらず，血糖値を200mg/dL 未満にする。 110
Rule 120 患者は手術前日には石鹸または消毒薬を用いたシャワーや入浴をする。 110
Rule 121 手術前の皮膚はアルコールベースの消毒薬にて消毒する。 111
Rule 122 手術前のアルコール消毒薬による皮膚消毒では引火に注意する。 112
Rule 123 手術中および手術直後は FIO_2 を増加させる。 112
Rule 124 手術部位感染の予防のためにヨウ素系消毒薬にて深部もしくは皮下組織を手術中に潅流する。 113
Rule 125 手術部位感染の予防にトリクロサンコーティング縫合糸を使用する。 113

透析

Rule 126 バスキュラーアクセスへの穿刺では，手指衛生と個人防護具の着用を徹底する。 114
Rule 127 バスキュラーアクセスへの皮膚消毒には有効性のある適切な消毒薬を使用する。 115

サーベイランス

Rule 128 医療関連感染の発生率を監視し，感染率を把握しておく。 116
Rule 129 感染症のサーベイランスには疫学的原則を適用する。 116
Rule 130 疫学的に重要な病原体の発生率と有病率の地域的傾向に関する情報を収集し，定期的に検討する。 117

Category 7 消毒・滅菌

Rule 131 消毒薬に対する微生物の耐性機構は様々である。 119
Rule 132 滅菌・消毒・洗浄について理解する。 119
Rule 133 消毒や滅菌の前には徹底的な洗浄が必要である。 120
Rule 134 消毒薬では濃度，温度，pH，湿度，水の硬度を適切にする。 121

Rule 135 器具，器材を消毒する際は，消毒薬と器具，器材の十分な接触時間が必要である。 121
Rule 136 消毒薬の使用による耐性菌の発現を心配する必要はない。 122
Rule 137 患者に使用する医療器具等は，クリティカル，セミクリティカル，ノンクリティカルに分類される。 122
Rule 138 クリティカル器具やセミクリティカル器具は中央材料室に搬送して処理し，ノンクリティカル器具は使用した現場で除染する。 124
Rule 139 クリティカル器具，セミクリティカル器具の高水準消毒や滅菌の前には洗浄が必須である。 124
Rule 140 内視鏡は十分な洗浄後に高水準消毒する。その後は再汚染しないように保管する。 125
Rule 141 室内便器や携帯情報機器などのノンクリティカル器具は洗浄・消毒する。 126
Rule 142 在宅医療では病院ほどの感染の危険性は少ないため，在宅医療で用いる医療器具を病院と同レベルに処理する必要はない。 126

Category 8 病原体

インフルエンザウイルス

Rule 143 インフルエンザウイルスは飛沫感染により伝播する。 129
Rule 144 インフルエンザワクチンは 10 月末までに接種するのが望ましい。 129
Rule 145 インフルエンザワクチンは卵アレルギーを持つ人にも接種可能である。 130
Rule 146 インフルエンザに罹患した医療従事者は解熱剤を使用しない状況で，解熱後 24 時間以上経過すれば勤務に復帰してもよい。 131
Rule 147 エアロゾルを産生する処置はインフルエンザウイルスを拡散させないように行う。 132

麻疹ウイルス

Rule 148 麻疹は発熱や眼の充血などに始まった後，顔面お 132

よび上部頸部に発疹がみられ，約 3 日の経過で手や足にまで拡大する。
Rule 149 麻疹ウイルスは感染力が極めて強い。1 人が罹患すると，免疫を持たない人が罹患者に接触すれば約 90% の人々が感染する。 133
Rule 150 麻疹に罹患すると重篤な合併症がみられることがある。 134
Rule 151 麻疹の合併症に亜急性硬化性全脳炎がある。1 歳未満で感染すると合併する割合が高くなる。 134
風疹ウイルス
Rule 152 風疹は症状は軽度であることが多く，最大 50% の感染者が無症状である。 135
Rule 153 成人女性が風疹に罹患すると，関節痛や関節炎がみられることが多い。 136
Rule 154 先天性風疹症候群の幼児は 1 歳まで体液から大量のウイルスを排出する。 136
Rule 155 風疹ワクチンは生ワクチンであるため，免疫が低下している人には接種しない。 137
Rule 156 妊婦および妊娠予定の女性には風疹ワクチンを接種しない。 137
Rule 157 風疹ワクチンを接種された人が他の人にウイルスを伝播させることはない。しかし，授乳では感染することがある。 138
ワクチン
Rule 158 麻疹およびムンプスではワクチン 2 回接種，風疹は 1 回接種の記録があれば，抗体価が陰性であっても追加接種は必要ない。ただし，妊娠可能な年齢の女性では風疹ワクチンは 1 回追加接種する。 138
Rule 159 水痘については，ワクチンが 2 回接種されていれば，免疫のエビデンスがあると考えてよい。 139
ノロウイルス
Rule 160 ノロウイルス胃腸炎の患者には接触予防策にて対応する。 140
Rule 161 ノロウイルス対策ではトイレや手指の高頻度接触面 140

を重点的に次亜塩素酸ナトリウムで消毒する。
Rule 162 ノロウイルス胃腸炎の患者の使用器具，リネン，プライバシーカーテンなどは適切に取り扱う。 142
Rule 163 ノロウイルス胃腸炎のアウトブレイク時は患者を病棟間で移動させない。 142
Rule 164 ノロウイルス胃腸炎に罹患した医療従事者は症状改善から48時間以上経過するまで勤務しない。 143
結核菌
Rule 165 結核菌の感染経路は空気感染であるため，肺結核，喉頭結核の患者のみが結核菌を伝播させる。 143
Rule 166 肺外結核のみの患者には感染性はない。 144
Rule 167 肺結核や喉頭結核の患者（疑いを含む）は空気感染隔離室に入室させる。 145
Rule 168 空気感染隔離室の室内気圧は陰圧にする。室内に入る医療従事者はN95マスクを着用する。 145
Rule 169 フィットテストに合格したN95マスクを必ず使用する。 146
Rule 170 空気感染隔離室に入室する前にN95マスクを着用したら，シールチェックを実施する。 147
Rule 171 感染性結核は多剤化学療法によって感染性を失うが，多剤耐性結核では感染性が長期間維持されることがある。 148
Rule 172 「空洞がある」「塗抹が陽性である」「咳が多い」は，肺結核の感染性を高める要因である。 149
Rule 173 「肺結核」「喉頭結核」「胸膜結核」の患者が発生したら接触者調査を行う。 149
Rule 174 感染性結核の患者に曝露した人には単剤治療として「潜在性結核感染の治療」を実施する。 150
Rule 175 潜在性結核感染に対するイソニアジドの最大有益効果は9ヵ月までに得られ，以降12ヵ月までの延長による利益は少ない。 150
Rule 176 潜在性結核感染の治療の完了は，治療期間ではなく，薬剤投与の合計回数に基づく。 151
クロストリディオイデス・ディフィシル
Rule 177 CDIの便検査では下痢便を用いる。 151

Rule 178 CDI 対策としての手指衛生は，通常はアルコール手指消毒を実施し，アウトブレイク発生時や症例数が多い状況で石鹸と流水による手洗いに切り替える。 153
Rule 179 CDI 対策としては接触予防策を実施する。 154
Rule 180 CDI 治療の第一選択薬としてメトロニダゾールを使用する。 155
疥癬虫
Rule 181 通常疥癬には標準予防策で対応し，角化型疥癬には接触予防策を加える。 155
Rule 182 通常疥癬では日常的な清掃でよいが，角化型疥癬では落屑が飛散しないように清掃する。 156
Rule 183 疥癬患者が用いたシーツ・寝具・衣類・布団については適切に処置する。 157
Rule 184 角化型疥癬の患者の入浴では特別な対応が必要である。 158
Rule 185 疥癬治療において，通常疥癬ではフェノトリン塗布かイベルメクチン内服を，角化型疥癬では両者を用いる。 158
Rule 186 疥癬患者と長期間の皮膚と皮膚の接触がある同居家族は治療を行う。 159
血液媒介病原体
Rule 187 医療従事者は針刺し防止に努めなければならない。 159
Rule 188 医療従事者は HBV ワクチンを接種して，HBs 抗体を獲得しておく。 160
Rule 189 HBV ワクチン接種予定者の接種前の HBs 抗体検査は不要である。 161
Rule 190 HBV ワクチンの第 1 コースに反応しない医療従事者には第 2 コースの接種を行う。 161
Rule 191 HBV ワクチンによって HBs 抗体を獲得した医療従事者には HBs 抗体の定期検査は必要ない。 162
Rule 192 HBV ワクチンで獲得された HBs 抗体は経年的に検出感度以下になってもブースター接種は必要ない。 163
Rule 193 血液透析患者は，HBs 抗体価が低下すると HBV への抵抗力は維持されないため，HBV ワクチンの 163

ブースター接種を行う。
Rule 194 医療従事者が HBV に曝露した場合，HBV ワクチンの接種歴と HBs 抗体の有無によって対応が異なる。 164
Rule 195 HCV の針刺しが発生したら曝露後 48 時間以内に HCV 抗体を測定し，3 週間以上が経過した時点で HCV RNA を検査する。 165
Rule 196 HIV の血液・体液曝露時は，予防が必要と判断されたら，「FTC ＋ TDF ＋ RAL」の 3 剤レジメを迅速に開始し，4 週間継続する。 166
Rule 197 第 4 世代 HIV 検査を用いる場合，フォローアップ期間は曝露後 4 ヵ月で完了してもよい。 167

Category 9 多剤耐性菌

Rule 198 多剤耐性菌を理解する。 169
Rule 199 多剤耐性菌は医療従事者の手指を介して接触感染するが，多剤耐性菌を保菌する医療従事者が曝露源になることはない。 169
Rule 200 脆弱な患者は複数の多剤耐性菌に感染しやすいため，病原体や抗菌薬を一つに絞った感染対策は成功しない。 170
Rule 201 多剤耐性菌制御は 2 段階アプローチで行う。 171
Rule 202 第 1 段階：急性期病院では多剤耐性菌患者には接触予防策で対応し，長期ケア施設では標準予防策を実施する。 172
Rule 203 第 1 段階：多剤耐性菌患者は個室に入室させ，個室が利用できなければコホーティングする。 172
Rule 204 第 1 段階：多剤耐性菌抑制のために院内における抗菌薬の感受性パターンを把握しておく。 173
Rule 205 第 1 段階：多剤耐性菌の監視体制を院内で整備しておく。 174
Rule 206 第 2 段階：ハイリスク集団を対象に積極的監視培養を実施する。 174
Rule 207 第 2 段階：多剤耐性菌患者すべてに接触予防策 175

を実施する。
Rule 208 第2段階：標準予防策や接触予防策の遵守にもかかわらず，多剤耐性菌の伝播が続く場合は，感染患者のケア担当者を専任とする。 175
Rule 209 第2段階：環境が多剤耐性菌の伝播継続に関与している疫学的根拠があれば，環境培養を実施する。 175

Category 10 抗菌薬

Rule 210 抗菌薬適正使用支援の定義および利点を理解する。 179
Rule 211 CDCの「抗菌薬適正使用支援プログラム」の核心的要素には7つの項目がある。 180
Rule 212 事前許可制と事後届出制（監査とフィードバックを伴う）が推奨される。 181
Rule 213 抗菌薬の投与を開始したら，48時間後に抗菌薬「タイムアウト」を実施する。 182
Rule 214 初期治療として，注射用抗菌薬から経口抗菌薬に切り替えて使用することが推奨される。 183
Rule 215 ハイリスクのCDIを減らすために，抗菌薬適正使用支援の介入が推奨される。 183
Rule 216 抗菌薬投与中の患者に下痢症状がみられたら速やかに投与を中止する。 184
Rule 217 急性咽頭炎の原因の大半はウイルスであり，抗菌薬は必要ない。唯一の例外はA群連鎖球菌による急性咽頭炎である。 185
Rule 218 A群連鎖球菌の急性咽頭炎の診断にはCentor criteriaを使う。 186
Rule 219 A群連鎖球菌による急性咽頭炎ではアモキシシリンによる10日間の治療を行う。 186
Rule 220 急性気管支炎には抗菌薬を処方しない。 187
Rule 221 急性鼻副鼻腔炎の原因の90～98%はウイルス性であり，抗菌薬は必要ない。 187
Rule 222 急性鼻副鼻腔炎に「重症」「症状が持続」「症状悪化」といった状況があれば細菌性を疑う。 188

Rule 223 急性細菌性鼻副鼻腔炎を治療する際の第一選択薬はアモキシシリンかアモキシシリン/クラブラン酸である。 **188**

Rule 224 感染症が疑われる集中治療室の患者では，抗菌薬の使用を減らすためにPCTの連続測定を実施する。 **189**

Rule 225 呼吸器分泌物からカンジダ属が検出されても通常は保菌を示唆しているため抗真菌薬による治療の必要性はほとんどない。 **189**

Rule 226 カンジダ血症が確認されたら，眼内炎合併の有無の確認のために好中球減少のない患者では1週間以内に，好中球減少のある患者では好中球数が回復してから，眼科受診とする。 **190**

Rule 227 無症候性細菌尿は治療しない。ただし，妊婦と泌尿器手術前の患者の無症候性細菌尿は治療する。 **191**

略語 **20**

感染症と予防策一覧 **192**

索引 **207**

略語

Abbreviation

ACS	American College of Surgeons（米国外科学会）
AS	antimicrobial stewardship（抗菌薬適正使用支援）
ASHP	American Society of Health-System Pharmacists（米国医療薬剤師会）
CAUTI	catheter-associated urinary tract infection（カテーテル関連尿路感染）
CD	*Clostridioides difficile*（クロストリディオイデス・ディフィシル）
CDI	*Clostridioides difficile* infection（クロストリディオイデス・ディフィシル感染症）
CJD	Creutzfeldt-Jakob disease（クロイツフェルト-ヤーコプ病）
CLABSI	central line–associated bloodstream infection（中心ライン関連血流感染）
CLSI	Clinical and Laboratory Standards Institute（臨床検査標準協会）
CPE	carbapenemase producing Enterobacteriaceae（カルバペネマーゼ産生腸内細菌科細菌）
CRBSI	catheter-related bloodstream infection（カテーテル由来血流感染）
CRE	carbapenem-resistant Enterobacteriaceae（カルバペネム耐性腸内細菌科細菌）
CVC	central venous catheter（中心静脈カテーテル）
DRV	darunavir（ダルナビル）
ESBL	extended-spectrum β-lactamase（基質特異性拡張型βラクタマーゼ）
FTC	emtricitabine（エムトリシタビン）
GDH	glutamate dehydrogenase（グルタミン酸脱水素酵素）
HAI	healthcare-associated infection（医療関連感染）
HBIG	hepatitis B immune globulin（B 型肝炎用免疫グロブリン）

HBV hepatitis B virus（B 型肝炎ウイルス）
HCV hepatitis C virus（C 型肝炎ウイルス）
HIV human immunodeficiency virus（ヒト免疫不全ウイルス）
ICRA Infection Control Risk Assessment（インフェクションコントロール・リスクアセスメント）
ICU intensive care unit（集中治療室）
MBP maximal barrier precaution（マキシマル・バリアプリコーション）
MDRA multidrug resistant *Acinetobacter*（多剤耐性アシネトバクター）
MDRO multidrug resistant organism（多剤耐性菌）
MDRP multidrug resistant *Pseudomonas aeruginosa*（多剤耐性緑膿菌）
MRSA methicillin resistant *Staphylococcus aureus*（メチシリン耐性黄色ブドウ球菌）
NAAT nucleic acid amplification test（核酸増幅法）
NICE National Institute for Health and Care Excellence（英国国立医療技術評価機構）
NPPV noninvasive positive pressure ventilation（非侵襲的陽圧換気療法）
PCRA PreConstruction Risk Assessment（建設前リスクアセスメント）
PDA personal digital assistant（携帯情報機器）
PICC peripherally inserted central catheter（末梢挿入型中心静脈カテーテル）
PPE personal protective equipment（個人防護具）
RAL raltegravir（ラルテグラビル）
RTV ritonavir（リトナビル）
SARS sevire acute respiratory syndrome（重症急性呼吸器症候群）
SHEA Society for Healthcare Epidemiology of America（米国医療疫学学会）
SIS Surgical Infection Society（米国外科感染症学会）
SSI surgical site infection（手術部位感染）
TC toxigenic culture（毒素産生性検査培養）
TDF tenofovir（テノホビル）
VAP ventilator associated pneumonia（人工呼吸器関連肺炎）
VRE vancomycin resistant enterococci（バンコマイシン耐性腸球菌）
WHO World Health Organization（世界保健機関）
ZDV zidovudine（ジドブジン）

Let's get started !

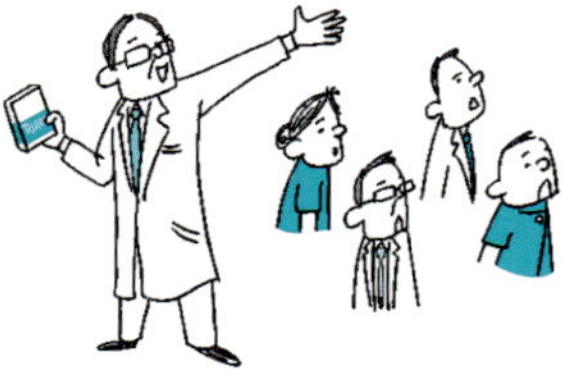

Category 1

標準予防策

Standard precaution

Rule 001 **標準予防策**

標準予防策の対象患者は，感染者・非感染者を問わない。

Comment

患者が病原微生物に感染しているか否かは，微生物検査をしてみなければ明らかにならない。また，検査をしても100%の精度で感染症を診断することはできない。つまり，検査結果が陽性であれば感染者とみなし，陰性であれば非感染者とみなす対応は適切ではないということである。すべての患者を対象に感染対策を講じることが重要であり，標準予防策は，この考え方に基づいた感染対策である。

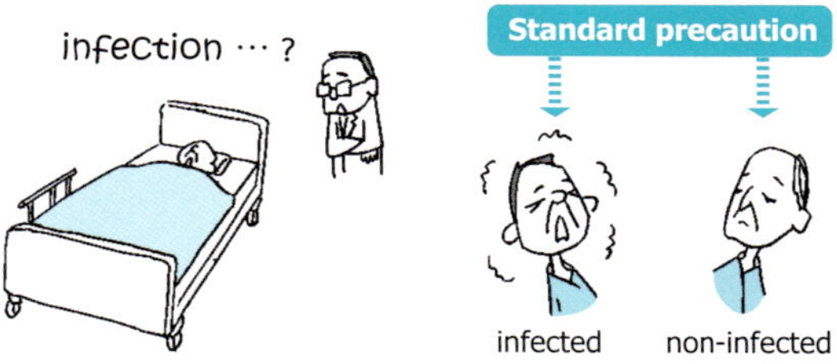

Source

CDC. Guideline for isolation precautions：Preventing transmission of infectious agents in healthcare settings, 2007. https://www.cdc.gov/infectioncontrol/pdf/guidelines/isolation-guidelines-H.pdf

Rule 002 **標準予防策**

標準予防策では，すべての患者に由来する湿性生体物質は感染源になりうるものとして取り扱う。

Comment

人の体内から排出される湿性生体物質（汗を除くすべての血液，体液，分泌液，排泄物，傷のある皮膚，粘膜）は，病原体の生存環境となりうる。従って，患者ケアにおいては，患者由来の湿性生体物質はすべて感染源となる可能性があるものとして取り扱わなければならない。これが標準予防策の根底にある大原則であり，感染者・非感染者を問わず，すべての患者に適用される考え方である。

湿性生体物質

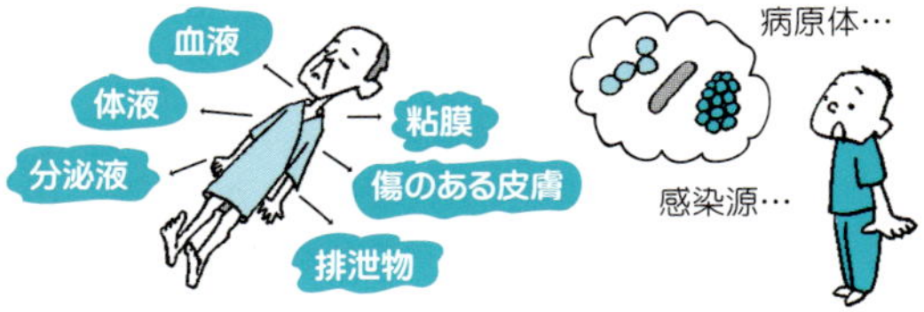

Source

CDC. Guideline for isolation precautions：Preventing transmission of infectious agents in healthcare settings, 2007. https://www.cdc.gov/infectioncontrol/pdf/guidelines/isolation-guidelines-H.pdf

Rule 003 **標準予防策**

標準予防策の構成要素を知っておく。

Comment

標準予防策は，次の 10 要素で構成されている。❶手指衛生，❷個人防護具（手袋，ガウン，サージカルマスク，ゴーグル，フェイスシールド），❸医療器具／機器（収容，輸送，取り扱い），❹環境整備（清掃など），❺リネンと洗濯，❻患者配置，❼職業感染防止，❽咳エチケット，❾安全な注射手技，❿腰椎処置時のマスク着用。標準予防策は，これらの感染対策の集合体としてとらえておく。

Source

CDC. Guideline for isolation precautions : Preventing transmission of infectious agents in healthcare settings, 2007. https://www.cdc.gov/infectioncontrol/pdf/guidelines/isolation-guidelines-H.pdf

Rule 004　標準予防策

標準予防策における個人防護具使用の判断は，ケアに伴う曝露リスクの予測に基づいて行う。

Comment

標準予防策における個人防護具の選択は，“今から自分が行う医療行為は，どんな感染リスクを伴うか”を予測することからはじまる。「医療従事者と患者の相互関係」を踏まえた上で「予測される血液，体液，病原体の曝露」の危険性を考慮して必要な個人防護具を判断する。例えば，血管穿刺では，手指が患者の血液で汚染する可能性があることから，手袋のみが必要となる。重症の交通事故患者における挿管では，血液飛散の可能性が高いため，手袋，ガウン，フェイスシールドまたはサージカルマスクとゴーグルが必要となる。

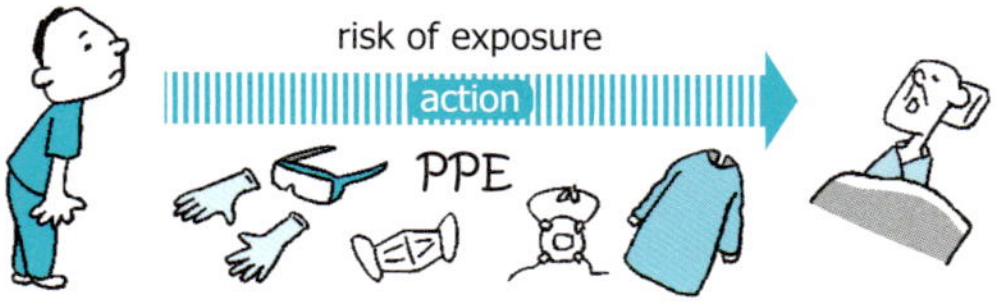

Source

CDC. Guideline for isolation precautions : Preventing transmission of infectious agents in healthcare settings, 2007. https://www.cdc.gov/infectioncontrol/pdf/guidelines/isolation-guidelines-H.pdf

MEMO

標準予防策の追加項目について

1996年にCDCが提唱した標準予防策で示された「手指衛生」「個人防護具」「医療器具 / 機器」「環境整備」「リネンと洗濯」「患者配置」「職業感染防止」は医療従事者を感染から守るためのものであった。2007年にCDCが提唱した新しい標準予防策には「咳エチケット」「安全な注射手技」「腰椎処置時のマスク着用」といった項目が新たに盛り込まれ，患者を感染から守る視点も追加されている。

Rule 005　標準予防策　咳エチケット

ウイルスによる季節性の呼吸器感染症の市中流行期は，呼吸器分泌物を封じ込める対策として咳エチケットを実施する。

Comment

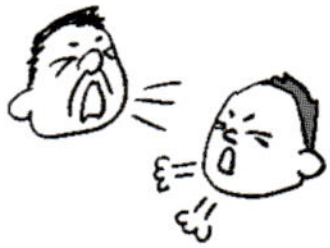

インフルエンザウイルス，RSウイルス，アデノウイルス，パラインフルエンザウイルスなどによる呼吸器感染症が季節的に市中で流行している期間は，呼吸器病原体の飛沫感染と媒介物感染を防ぐ必要がある。そのために呼吸器感染症患者の呼吸器分泌物を拡散させない対策が重要で，これが咳エチケットである。

Source

CDC. Guideline for isolation precautions：Preventing transmission of infectious agents in healthcare settings, 2007. https://www.cdc.gov/infectioncontrol/pdf/guidelines/isolation-guidelines-H.pdf

Rule 006　標準予防策　咳エチケット

咳エチケットは，咳，充血，鼻水，呼吸器分泌物の増加といった症状のある人と家族，同伴者が実施する。

Comment

咳エチケットは，呼吸器感染症の患者が，周囲の人々に感染を拡げないために行うもので感染力のある未診断の呼吸器感染症の患者，同伴家族などの付き添い者をターゲットとしている。咳，充血，鼻水，呼吸器分泌物の増加といった症状のあるすべての人が医療施設に入るときにサージカルマスクを着用するなどによって感染を拡散させない対応をしなくてはならない。この対応は医療機関への受診の最初の時点(トリアージ，救急部門での受付や待合室，外来クリニックおよび開業医など）で開始する。

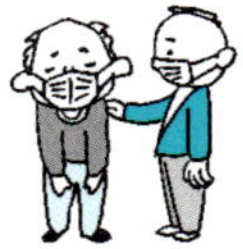

Source

CDC. Guideline for isolation precautions : Preventing transmission of infectious agents in healthcare settings, 2007. https://www.cdc.gov/infectioncontrol/pdf/guidelines/isolation-guidelines-H.pdf

Rule 007　標準予防策　咳エチケット

咳エチケットは5つの対策を複合的に実施する。

Comment

❶教育：咳エチケットの実施対象者となる医療施設のスタッフ，患者，同伴家族，付き添い者，見舞い客を啓発する。

❷ポスター掲示：救急外来などの入口に複数の言語によるポスターを掲示して，患者や付き添い（家族や友人など）に咳エチケットを呼びかける。

❸マスク・ティッシュの使用：咳のあるときにはティッシュペーパーにて口と鼻を覆い，使用したティッシュペーパーは迅速に廃棄する。可能であれば咳をしている人にはサージカルマスクを着用させる。

❹手指衛生：呼吸器分泌物が手指に付着することもあり，これが感染経路になることもあり得るため，咳やくしゃみの際に手で覆ったりしたあとは，手指衛生する。

❺空間的距離：呼吸器感染症の患者に 1m 未満まで接近すると飛沫感染の危険性が増大するため感染していない人と感染者

の間で一定の距離をとる。一般待合い室では呼吸器感染症の症状がある人から 1m 以上の空間的距離を空ける。

Source

CDC. Guideline for isolation precautions：Preventing transmission of infectious agents in healthcare settings, 2007. https://www.cdc.gov/infectioncontrol/pdf/guidelines/isolation-guidelines-H.pdf

Rule 008　標準予防策　咳エチケット

咳エチケットではサージカルマスクの着用とともに手指衛生が重要となる。

Comment

咳やくしゃみをするときには，口と鼻をティッシュなどで覆うことが咳エチケットとして求められるが，その際に手指に呼吸器分泌物が付着することがある。また，着用しているサージカルマスクに何気なく触れることでも同様のことが起こりうる。このように咳エチケットでは，咳やくしゃみにより排出される飛沫を周囲に拡散させない行為とあわせて手指に付着した呼吸器分泌物を周囲に拡げないことも重要な対策である。従って，咳やくしゃみで口や鼻を覆ったあとやマスクに触れたあとは，手指衛生を忘れてはならない。

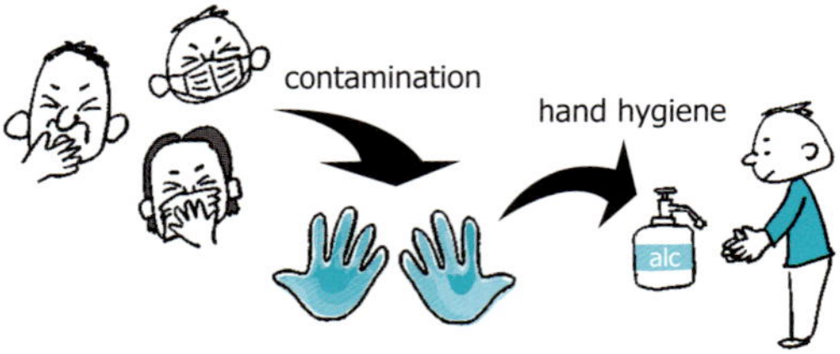

Source

CDC. Guideline for isolation precautions：Preventing transmission of infectious agents in healthcare settings, 2007. https://www.cdc.gov/infectioncontrol/pdf/guidelines/isolation-guidelines-H.pdf

Rule 009　標準予防策　咳エチケット

喘息やアレルギー性鼻炎などの患者には感染性はないが，咳エチケットは実施する。

Comment

咳エチケットは呼吸器飛沫に含まれる病原体（インフルエンザウイルス，アデノウイルス，百日咳菌，肺炎マイコプラズマなど）の伝播リスクを減らすのに有効である。発熱は多くの呼吸器感染症でみられるが，百日咳や軽度の上気道感染症では発熱がみられないことがある。つまり，発熱がなくとも感染症を除外できないことから，喘息，アレルギー性鼻炎，慢性閉塞性肺疾患の患者も咳やくしゃみをすれば，感染性はなくとも，咳エチケットを行う。

Source

CDC. Guideline for isolation precautions：Preventing transmission of infectious agents in healthcare settings, 2007. https://www.cdc.gov/infectioncontrol/pdf/guidelines/isolation-guidelines-H.pdf

Rule 010　標準予防策　安全な注射手技

無菌テクニックを用いて，滅菌済み注射器具の汚染を防ぐ。

Comment

医療施設で発生したB型肝炎ウイルス（hepatitis B virus；HBV），C型肝炎ウイルス（hepatitis C virus；HCV）のアウトブレイクの原因として「数回量バイアルや溶液容器（生食バッグなど）に使用済み針を再挿入した」「複数の患者に注射用薬剤を投与するときに同じ針や注射器を使用した」などがあった。従って，滅菌済み注射器具を扱う際は，無菌テクニックを用いて微生物汚染を防ぐことが大切である。

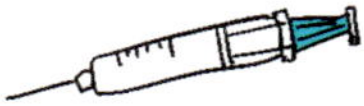

Source

CDC. Guideline for isolation precautions：Preventing transmission of infectious agents in healthcare settings, 2007. https://www.cdc.gov/infectioncontrol/pdf/guidelines/isolation-guidelines-H.pdf

Rule 011 標準予防策　安全な注射手技

注射器や注射針を複数の患者に用いてはならない。

Comment

注射器の針やカニューレを交換したとしても同じ注射器で複数の患者に薬剤を投与してはならない。注射器も注射針と同様に単回使用とすべきであり，他の患者に使いまわしてはならない。注射用薬剤および輸液セット（静脈注射用バッグ，チューブ，コネクターなど）は1人の患者のみに使用し，使用後は廃棄する。また，注射器や注射針は，患者の注射用バッグや投与セットへの挿入や連結に用いた段階で汚染していると考えて取り扱う。注射用薬剤のバッグやボトルを複数の患者への共通の供給源として用いてはならない。

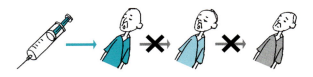

Source

CDC. Guideline for isolation precautions：Preventing transmission of infectious agents in healthcare settings, 2007. https://www.cdc.gov/infectioncontrol/pdf/guidelines/isolation-guidelines-H.pdf

Rule 012 標準予防策　安全な注射手技

複数回量バイアルを用いる場合は十分な管理が必要である。

Comment

複数回量バイアルを用いる際，バイアルにアクセスする針，カニューレ，注射器はすべて滅菌されていなければならない。また，患者の治療区域の周辺に複数回量バイアルを置いてはいけない。もし，滅菌性が確保されないか，その疑いがあれば廃棄する。可能な限り，注射用薬剤には単回量バイアルを用いる。単回量バイアルやアンプルから複数の患者に薬剤を投与してはならない。また，あとで使用するからという理由で，残った内容液を統合してはいけない。

Source

CDC. Guideline for isolation precautions：Preventing transmission of infectious agents in healthcare settings, 2007. https://www.cdc.gov/infectioncontrol/pdf/guidelines/isolation-guidelines-H.pdf

Rule 013　標準予防策　腰椎穿刺手技

脊柱管や硬膜下腔にカテーテルを留置したり薬剤を注射するときにはサージカルマスクを着用する。

Comment

ミエログラフィー後の髄膜炎に関する調査で，血液や髄液から口腔咽頭細菌叢に一致した連鎖球菌属が検出された。これらの処置で用いられた器具や器材（造影剤など）には汚染源の可能性はなく，皮膚消毒薬および滅菌手袋が確実に用いられていた。ところが，医師の誰もが，サージカルマスクを着用していなかったため口腔咽頭の細菌叢の飛沫感染が疑われた。このようにミエログラムやその他の脊椎処置（腰椎穿刺，脊椎麻酔および硬膜外麻酔，髄腔内化学療法など）に関連した細菌性髄膜炎は以前も報告されている。従って，脊柱管や硬膜下腔にカテーテルを留置したり薬剤を注射する際，実施する医療従事者はサージカルマスクを着用することが大切である。

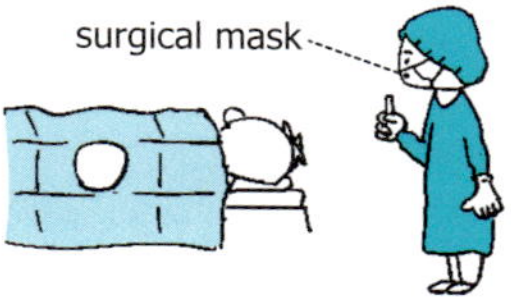

Source

CDC. Guideline for isolation precautions：Preventing transmission of infectious agents in healthcare settings, 2007. https://www.cdc.gov/infectioncontrol/pdf/guidelines/isolation-guidelines-H.pdf

Rule 014 **標準予防策　リネン**

汚れた洗濯物は適切に取り扱う。

Comment

患者が使用した寝具類，タオル，衣類などは病原体に汚染しているかもしれない。しかし，それらが安全な方法で取り扱われ，移送され，洗濯されれば，感染症が伝播する危険性はなくなる。汚れた洗濯物を取り扱うための重要な原則は「物品を振ったり，病原体を含んだエアロゾル化を招きかねない方法でそれらを取り扱わない」「汚れたリネン類などが身体や衣類に接触するのを避ける」「汚れたリネン類などは洗濯バッグまたは指定された容器に入れる」である。洗濯シュートを使用する際は，汚染のあるリネン類からのエアロゾルの拡散を最小限にする努力が必要である。

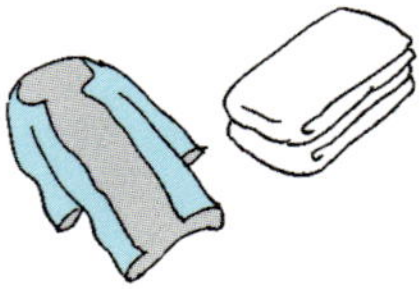

Source

CDC. Guideline for isolation precautions：Preventing transmission of infectious agents in healthcare settings, 2007. https://www.cdc.gov/infectioncontrol/pdf/guidelines/isolation-guidelines-H.pdf

MEMO

医療関連感染と院内感染について

CDC は 2007 年の隔離予防策ガイドラインにおいて「医療関連感染（healthcare-associated infection；HAI）」という表現を提唱した。従来，病院内で発生した感染という意味で「院内感染（nosocomial infection）」という用語が使われてきたが，近年，患者は急性期病院⇔長期医療施設⇔外来⇔在宅などの間で医療環境を頻回に移動するようになってきた。こうした状況では，どこで病原体に曝露したり，保菌することになったかを容易に確定できなくなってきている。そこで，病院に限らず，どの環境であっても医療が提供される場での感染であれば「医療関連感染」としてとらえ，表現するようになった。

Category 2

感染経路別予防策

Transmission-based precautions

Rule 015　感染経路別予防策

標準予防策だけでは感染経路を完全には遮断できない状況では感染経路別予防策を追加する。

Comment

感染経路別予防策は標準予防策だけを実施しても感染経路を完全には遮断できない場合に追加の対策として用いる。ターゲットとする病原体の感染経路（接触感染，飛沫感染，空気感染）に応じて接触予防策，飛沫予防策，空気予防策の 3 つがある。複数の感染経路のある疾患（重症急性呼吸器症候群 [severe acute respiratory syndrome；SARS] など）では，複数の感染経路別予防策を同時に実施する。感染経路別予防策は，単独で用いる場合も，組み合わせて用いる場合も，常に標準予防策に追加するかたちで実施する。感染経路別予防策を実施する際は，隔離されることへの患者の不

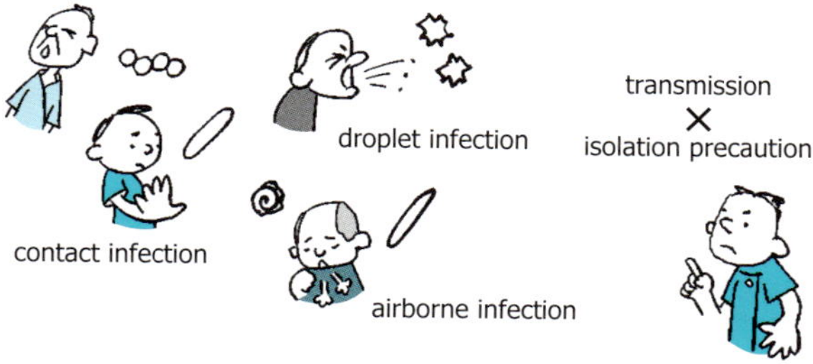

標準予防策と感染経路別予防策

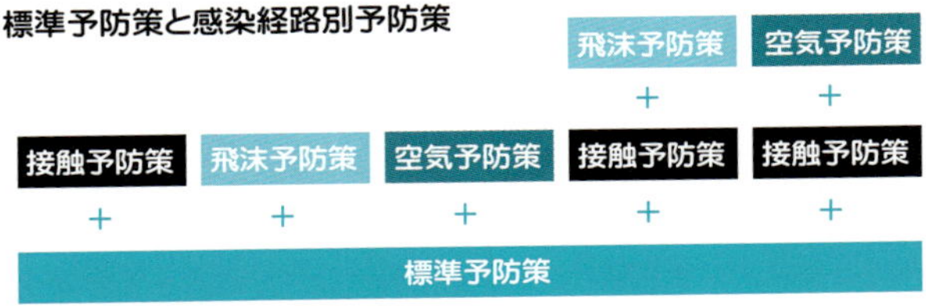

安や気持ちの動揺を軽減するよう努めることも必要である。同時に，対策の実施によって医療従事者による患者ケアの機会が減らないようにしなければならない。

Source

CDC. Guideline for isolation precautions : Preventing transmission of infectious agents in healthcare settings, 2007. https://www.cdc.gov/infectioncontrol/pdf/guidelines/isolation-guidelines-H.pdf

Rule 016　感染経路別予防策

感染経路別予防策は臨床症状または予測される病原体に基づいて実施する。

Comment

多くの感染症の診断には検査確認が必要である。培養や感受性検査などでは結果が得られるまで 2 日以上を要することが多いため，検査結果を待っている間も臨床症状または予測される病原体に基づいて，感染経路別予防策は実施されなければならない。患者が感染症の症状や徴候を呈した時点，またはケアのために医療施設に到着した時点で，予測される病原体に応じた適切な感染経路別予防策を実施すれば，伝播の機会を減らすことができる。

Source

CDC. Guideline for isolation precautions : Preventing transmission of infectious agents in healthcare settings, 2007. https://www.cdc.gov/infectioncontrol/pdf/guidelines/isolation-guidelines-H.pdf

Rule 017　感染経路別予防策

多剤耐性菌の保菌者は永久に保菌していると考えて対処する。

Comment

多剤耐性菌を保菌または多剤耐性菌感染症を発症している患者に接触予防策を実施することがあるが，実施期間については確定していない。その中にあってメチシリン耐性黄色ブドウ球菌（methicillin resistant *Staphylococcus aureus*；MRSA）は有効な除菌レジメが利用できる唯一の多剤耐性菌である。しかし，1コースの全身治療または局所治療のあとで鼻腔培養が陰性となったMRSA保菌者が治療数週間後にはMRSAを再度排出することがある。MRSA，バンコマイシン耐性腸球菌（vancomycin resistant enterococci；VRE），多剤耐性グラム陰性桿菌の保菌期間は，重症基礎疾患があったり，侵襲的器具が使用されたり，繰り返す抗菌薬治療が実施されていると，数ヵ月間にわたることが示されている。従って，多剤耐性菌の保菌者は永久に保菌しているものと考え，慎重に対応することが望まれる。

Source

CDC. Guideline for isolation precautions：Preventing transmission of infectious agents in healthcare settings, 2007. https://www.cdc.gov/infectioncontrol/pdf/guidelines/isolation-guidelines-H.pdf

Rule 018　接触予防策

接触予防策では患者は個室隔離かコホーティングする。

Comment

接触予防策は対象患者の隔離を要する感染経路別予防策である。接触感染を起こす病原体による感染症に罹患した患者は，他の患者への感染拡大を防ぐために隔離される必要がある。隔離の方法としては，個室入室が望ましいが，個室が足りないなどの事情で利用できない場合には，コホーティング（同じ病原体を発症あるいは保菌している複数の患者を同じ病室に一緒に入室させる）を行って対応する。

Source

CDC. Guideline for isolation precautions : Preventing transmission of infectious agents in healthcare settings, 2007. https://www.cdc.gov/infectioncontrol/pdf/guidelines/isolation-guidelines-H.pdf

MEMO

コホート・コホーティングについて

コホート（cohort）とは，共通した因子を持ち，観察や隔離の対象となる集団のことである。感染対策では，同じ病原微生物を保菌または発症している患者群を言う。コホーティングは同じ病原微生物を保菌または発症している患者を1つの集団としてとらえ，1ヵ所に集める行為である。患者のケアを特定の区域に限定して他の患者への病原体伝播を防ぐことを目的としており，隔離を要する患者が多数発生した場合に，個室が足りないなどの状況下で行う。コホーティングは多剤耐性菌（多剤耐性緑膿菌など）の感染者や保菌者の隔離や，RSウイルス，ロタウイルス，ノロウイルスなどのアウトブレイク対応で実施される。

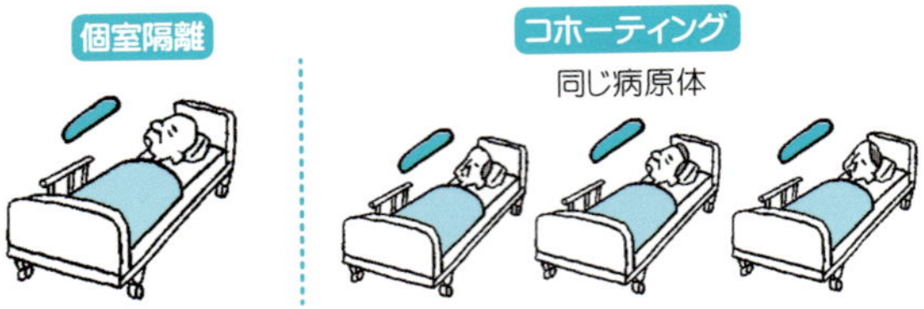

Rule 019 接触予防策

接触予防策下にある病室に入る医療従事者は手袋とガウンを着用する。

Comment

患者ケアでは，医療従事者の手指や衣服が患者の皮膚に触れたり，患者ベッド周辺の環境表面（医療器具，ベッド柵など）に接触することがある。接触予防策を実施中の病室における患者ケアでは，入室するケア担当者は，接触感染する病原体による曝露から身を守るために必ず手袋とガウンを着用しなくてはならない。これにより手指と衣服への汚染を防止する。手袋もガウンも病室に入るときに着用する。ケア終了後は病室内で手袋を外し，ガウンを脱ぐ。ガウンは汚染を拡げないよう汚染面を内側にして廃棄する。最後に手指衛生することも忘れてはならない。

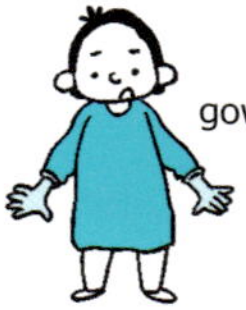

Source

CDC. Guideline for isolation precautions：Preventing transmission of infectious agents in healthcare settings, 2007. https://www.cdc.gov/infectioncontrol/pdf/guidelines/isolation-guidelines-H.pdf

Rule 020　**接触予防策**

接触予防策下の患者の病室外への移送は医学的に必要な目的に限定する。

Comment

接触感染する病原体による感染症患者の病室外への移送や移動は，検査などでやむを得ず病室を出なければならないような医学的に必要な目的がある場合に限定する。隔離中の患者を病室の外へ移送・移動する際は，事前に患者の体の感染部位や保菌部位が覆われていることを確認する。接触予防策の患者を搬送する際は，医療従事者は病室を出る前に着用していた個人防護具を脱いで廃棄し，必ず手指衛生を行う。移送先で患者の処置などを行うときは新しい清潔な個人防護具を再度着用する。

Source

CDC. Guideline for isolation precautions：Preventing transmission of infectious agents in healthcare settings, 2007. https://www.cdc.gov/infectioncontrol/pdf/guidelines/isolation-guidelines-H.pdf

Rule 021 接触予防策

接触予防策下の患者に用いる器具は使い捨てにするか患者専用にする。

Comment

接触予防策を実施中の病室の患者ケアに使用する血圧計のカフなどのノンクリティカル器具は使い捨てのものを用いるか，患者専用にする。器具を複数の患者間で共用せざるを得ない場合は，他の患者が使用する前に必ず洗浄および消毒しておく。

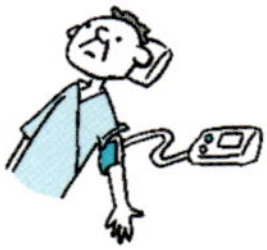

Source

CDC. Guideline for isolation precautions：Preventing transmission of infectious agents in healthcare settings, 2007. https://www.cdc.gov/infectioncontrol/pdf/guidelines/isolation-guidelines-H.pdf

Rule 022 接触予防策

接触予防策下の患者に用いた食器類を再使用する前の洗浄は一般的な方法で行えばよい。

Comment

接触予防策が必要な患者が用いた食器類（皿，グラス，コップなど）であっても，食器洗浄機に使う熱湯と洗剤による洗浄で十分に除染できるので，洗浄後は他の患者が再使用してもよい。食器洗浄の適切な手段がなければ，使い捨て製品を使用する。

Source

CDC. Guideline for isolation precautions：Preventing transmission of infectious agents in healthcare settings, 2007. https://www.cdc.gov/infectioncontrol/pdf/guidelines/isolation-guidelines-H.pdf

Rule 023 接触予防策

接触予防策下の患者周辺の「手指の高頻度接触面」は頻回に洗浄・消毒する。

Comment

接触予防策下の患者（耐性菌感染症の患者など）の病室では，手指を介した接触感染の防止を強化する必要がある。そのために病室の日常清掃としては患者のベッド周辺（ベッドレール，オーバーベッドテーブル，ナースコールなど）や床頭台，ドアノブ，椅子などの患者ケア区域における手指の高頻度接触面を重点的に除菌洗浄剤，アルコール，低水準消毒薬を用いて洗浄および消毒する。接触予防策下の病室における洗浄や消毒は一般の病室よりも頻回に行う。

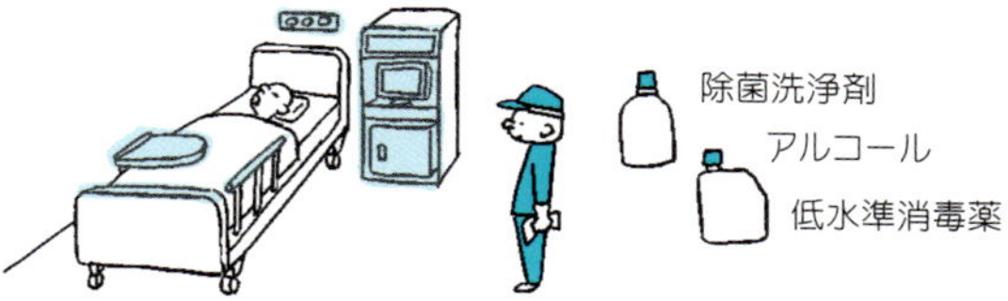

Source

CDC. Guideline for isolation precautions : Preventing transmission of infectious agents in healthcare settings, 2007. https://www.cdc.gov/infectioncontrol/pdf/guidelines/isolation-guidelines-H.pdf

Rule 024　飛沫予防策

飛沫予防策では患者を個室隔離かコホーティングする。

Comment

飛沫予防策も隔離を要する感染経路別予防策である。飛沫感染する病原体に感染した患者は他の患者への感染拡大を防ぐため隔離される必要がある。飛沫予防策での隔離の方法も，個室入室が望ましいが，個室が足りないなどで利用できない場合はコホーティングを行う。コホーティングの際は，患者と患者のベッドの間隔を約 1m 以上空けて空間的距離を保持する。ベッド間にカーテンを引くことも感染対策として有用である。

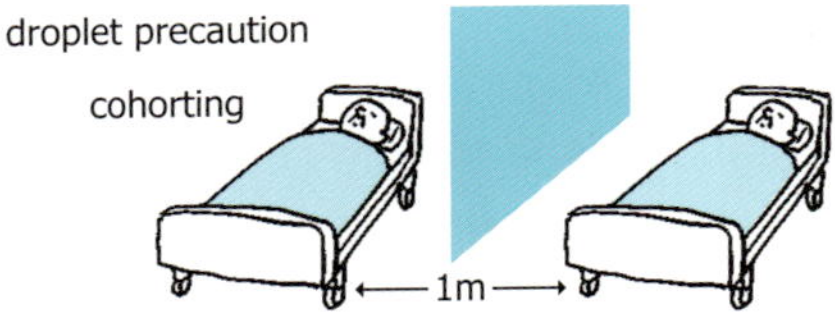

Source

CDC. Guideline for isolation precautions : Preventing transmission of infectious agents in healthcare settings, 2007. https://www.cdc.gov/infectioncontrol/pdf/guidelines/isolation-guidelines-H.pdf

Rule 025　飛沫予防策

飛沫予防策下にある病室に入る医療従事者はサージカルマスクを着用する。

Comment

飛沫予防策下の病室で感染症患者のケアにあたる医療従事者は，ケアにおいて濃厚接触が予測され，曝露のリスクがあることからサージカルマスク（N95 マスクは必要ない）を着用する。サージカルマスクは飛沫予防策下の病室に入るときに着用する。

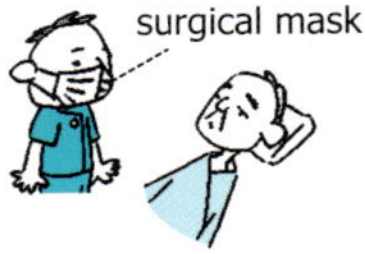

Source

CDC. Guideline for isolation precautions : Preventing transmission of infectious agents in healthcare settings, 2007. https://www.cdc.gov/infectioncontrol/pdf/guidelines/isolation-guidelines-H.pdf

Rule 026　飛沫予防策

飛沫予防策下の患者の病室外への移送は医学的に必要な目的に限定する。

Comment

飛沫感染する感染症患者の病室外への移送や移動は，検査などやむを得ない医学的に必要な目的がある場合に限定する。隔離病室の外への移送や移動の際，患者はサージカルマスクを着用して，咳エチケットを遵守する。飛沫予防策下にある患者を搬送する際，医療従事者がサージカルマスクを着用する必要はない。

Source

CDC. Guideline for isolation precautions：Preventing transmission of infectious agents in healthcare settings, 2007. https://www.cdc.gov/infectioncontrol/pdf/guidelines/isolation-guidelines-H.pdf

Rule 027　飛沫予防策

飛沫予防策下の患者に用いる器具は使い捨てにするか患者専用にする。

Comment

飛沫予防策を実施中の病室の患者に使用する血圧計のカフなどのノンクリティカル器具は使い捨てのものを用いるか，患者専用にする。器具を複数の患者間で共用せざるを得ない場合は，他の患者が使用する前に必ず洗浄および消毒する。

Source

CDC. Guideline for isolation precautions：Preventing transmission of infectious agents in healthcare settings, 2007. https://www.cdc.gov/infectioncontrol/pdf/guidelines/isolation-guidelines-H.pdf

Rule 028　飛沫予防策

飛沫予防策下の患者に用いた食器類を再使用する前の洗浄は一般的な方法で行えばよい。

Comment

飛沫予防策が必要な患者が使用した食器類（皿，グラス，コップなど）であっても，食器洗浄機による熱湯と洗剤による洗浄で十分に除染できる。そのため洗浄後の食器類は他の患者が再使用してもよい。食器洗浄の適切な手段がなければ，使い捨て製品を使用する。

Source

CDC. Guideline for isolation precautions：Preventing transmission of infectious agents in healthcare settings, 2007. https://www.cdc.gov/infectioncontrol/pdf/guidelines/isolation-guidelines-H.pdf

Rule 029　飛沫予防策

飛沫予防策を要する外来患者は，速やかに小部屋に収容する。

Comment

インフルエンザなど飛沫感染を起こす感染症の流行期は外来でも飛沫予防策を実施するケースがある。飛沫感染する病原体による感染症が疑われる患者は，迅速に小部屋などに収容し，待合室にいる他の患者から隔離することが求められる。

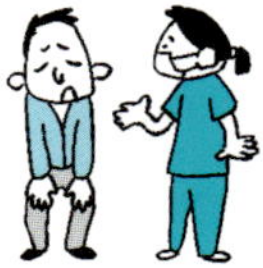

Source

CDC. Guideline for isolation precautions：Preventing transmission of infectious agents in healthcare settings, 2007. https://www.cdc.gov/infectioncontrol/pdf/guidelines/isolation-guidelines-H.pdf

Rule 030　飛沫予防策

飛沫感染の最大距離は現在も解決されていない。

Comment

飛沫感染の最大距離は，歴史的には約1m以下の距離であり，これは特定の感染症の疫学的研究などに基づいている。患者から1m未満に近づく場合にサージカルマスクを装着すれば，飛沫感染する病原体の伝播の予防には有効である。しかし，天然痘の実験的研究および2003年の世界的なSARSアウトブレイクの調査によると，これらの2つの感染症では患者の飛沫が2m以上離れていた人々にも到達した。それ故，患者から約1m以下の距離を「サージカルマスクをいつ装着するか？」を決定する唯一の基準として用いるべきではない。特に新興病原体や強毒性病原体の曝露の可能性がある場合は，患者から 2 ～ 3m 以内または病室への入室時にマスクを装着することを十分考慮する必要がある。

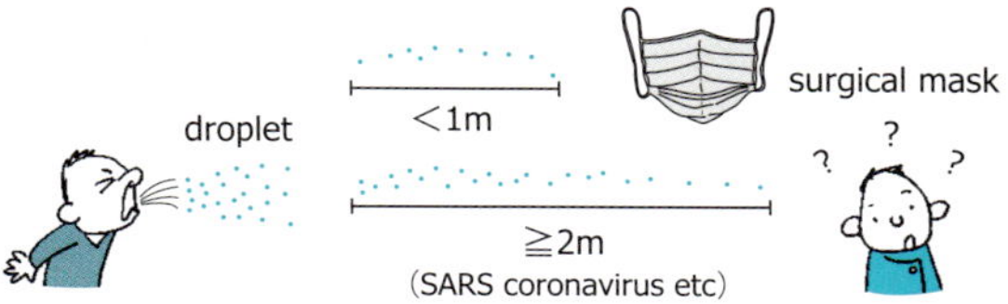

Source

CDC. Guideline for isolation precautions : Preventing transmission of infectious agents in healthcare settings, 2007. https://www.cdc.gov/infectioncontrol/pdf/guidelines/isolation-guidelines-H.pdf

Rule 031　空気予防策　空気感染

空気感染は 3 つに分けて考える。

Comment

空気感染は下記のように病原体の伝播様式により 3 つに分けて考える。この概念は他の感染経路によって伝播する病原体が稀に空気感染することを説明できる。

❶自然環境において空気感染しかできない病原体（結核菌）

❷自然環境において複数の伝播様式があるが，空気感染が主な感染経路である病原体（麻疹ウイルスや水痘ウイルス）

❸自然環境において別の伝播様式で感染しているが，特別な状況では空気感染することがある病原体（下水のエアロゾルを介して感染した SARS コロナウイルス）

Source

CDC. Guideline for isolation precautions : Preventing transmission of infectious agents in healthcare settings, 2007. https://www.cdc.gov/infectioncontrol/pdf/guidelines/isolation-guidelines-H.pdf

Rule 032　空気予防策　飛沫感染　空気感染

飛沫感染する病原体が，そのまま空気感染することはない。

Comment

飛沫感染する病原体（百日咳菌やアデノウイルスなど）は飛沫に乗って伝播する。空気感染する病原体（結核菌など）は飛沫核に乗って伝播する。飛沫核は蒸発した飛沫の残余物で空気中に長時間浮遊し，空気流に乗って室内のみならず隣接空間にまで移動することができる。例えば，別の病室にいる患者であっても空気中を移動して来た飛沫核を吸い込むことによって感染してしまう。これが空気感染である。つまり，空気感染を厳密に解釈すると「病室空間を越えた長距離での感染」ということになる。従って，「長時間かつ長距離でも感染性を保つことができる病原体」でなければ空気感染できない。百日咳菌やアデノウイルスなどは飛沫核に乗って長時間浮遊している間に感染性を失ってしまうため空気感染することはない。結核菌や水痘ウイルス，麻疹ウイルスは感染性を維持できるので空気感染することができる。

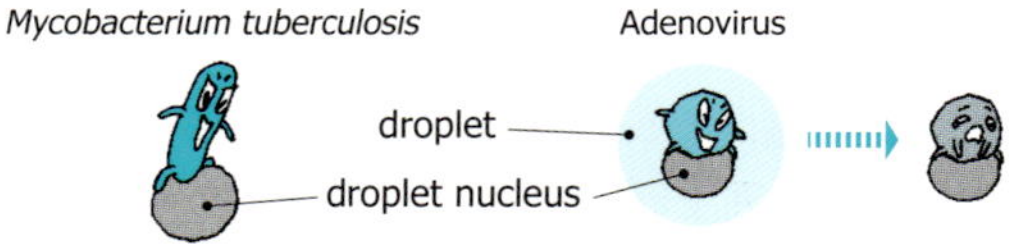

Source

CDC. Guideline for isolation precautions：Preventing transmission of infectious agents in healthcare settings, 2007. https://www.cdc.gov/infectioncontrol/pdf/guidelines/isolation-guidelines-H.pdf

Rule 033　空気予防策　空気　飛沫予防策

空気予防策では空気の特別な取り扱いや換気が必要である。飛沫予防策では必要ない。

Comment

空気感染では感染性を維持できる病原体を含んだ飛沫核が長距

離を経て移動することから，施設内での拡散を防ぐために空気感染隔離室を必要とする。しかし，飛沫感染によって伝播する病原体は長距離を移動する間に感染性を失ってしまうため特別な空気の取り扱い（フィルタ）や換気の必要はない。

Source

CDC. Guideline for isolation precautions：Preventing transmission of infectious agents in healthcare settings, 2007. https://www.cdc.gov/infectioncontrol/pdf/guidelines/isolation-guidelines-H.pdf

Rule 034　空気予防策

空気予防策が必要な患者は空気感染隔離室に入室させる。

Comment

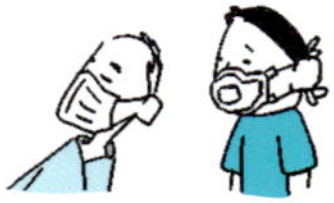

結核，麻疹，水痘などの空気感染を起こす感染症の患者は，空気感染隔離室に収容して空気予防策を実施する。空気感染隔離室にて患者をケアする医療従事者は，N95 マスクを入室前に着用する。室内で医療従事者がケアしている間は，患者にはサージカルマスクを着用してもらい，咳エチケットを遵守するように教育する。病室内に医療従事者など他の人がいなければ，患者はマスクを着用する必要はない。

Source

CDC. Guideline for isolation precautions：Preventing transmission of infectious agents in healthcare settings, 2007. https://www.cdc.gov/infectioncontrol/pdf/guidelines/isolation-guidelines-H.pdf

Rule 035　空気予防策

空気感染隔離室では肉眼的指標により空気圧を毎日測定する。

Comment

空気感染隔離室では室内の空気は外部に直接排気する。外部に空気を直接排気できない場合，すべての空気が HEPA フィルターを通過する状況であれば，空調システムまたは近傍空間に空気を戻してもよい。患者が空気感染隔離室に滞在しているときには，差圧感知器（圧力計など）の有無にかかわらず，肉眼的指標（スモークチューブ，パタパタする細長い布など）で空気圧を毎日測定する。患者や医療従事者の入退室以外は空気感染隔離室の扉は閉めておく。

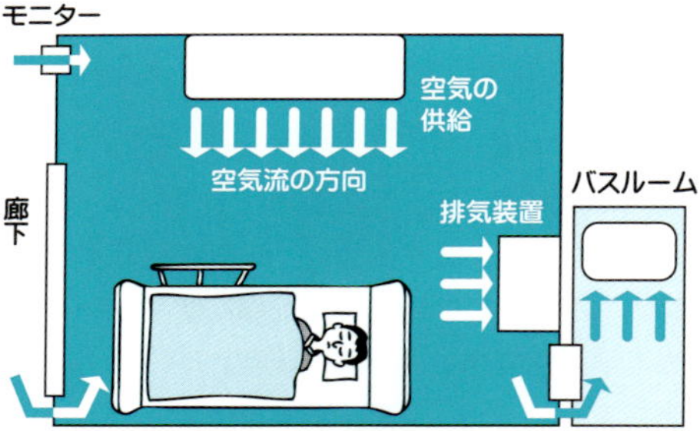

空気感染隔離室

Source

CDC. Guideline for isolation precautions：Preventing transmission of infectious agents in healthcare settings, 2007. https://www.cdc.gov/infectioncontrol/pdf/guidelines/isolation-guidelines-H.pdf

Rule 036　**空気予防策**

空気予防策下の患者の病室外への移送は医学的に必要な目的に限定する。

Comment

空気感染する感染症患者の空気感染隔離室からの移送や移動は，検査など医学的に必要な目的がある場合に限定する。移送や移動の際は，患者はサージカルマスクを着用して，咳エチケットを遵守する。水痘の皮膚病変，または排膿している結核皮膚病変のある患者については，皮膚病変の病原体のエアロゾル化または病原体との接触を防ぐために，感染部位を覆う。空気予防策下の患者を搬送する医療従事者はサージカルマスクやN95マスクを着用する必要はない。

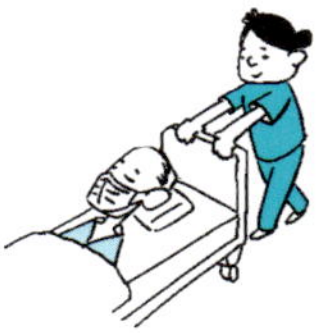

Source

CDC. Guideline for isolation precautions：Preventing transmission of infectious agents in healthcare settings, 2007. https://www.cdc.gov/infectioncontrol/pdf/guidelines/isolation-guidelines-H.pdf

Rule 037 空気予防策

空気予防策下の患者に用いる器具は使い捨てにするか患者専用にする。

Comment

空気予防策を実施中の病室の患者に使用する血圧計のカフなどのノンクリティカル器具は使い捨てのものを用いるか，患者専用にする。器具を複数の患者間で共用せざるを得ない場合は，他の患者が使用する前に必ず洗浄および消毒する。

Source

CDC. Guideline for isolation precautions：Preventing transmission of infectious agents in healthcare settings, 2007. https://www.cdc.gov/infectioncontrol/pdf/guidelines/isolation-guidelines-H.pdf

Rule 038 空気予防策

空気予防策下の患者に用いた食器類を再使用する前の洗浄は一般的な方法で行えばよい。

Comment

空気予防策が必要な患者が使用した食器類（皿，グラス，コップなど）であっても，食器洗浄機による熱湯と洗剤による洗浄で十分に除染できるので，洗浄後は他の患者が再使用してもよい。

食器洗浄の適切な手段がなければ，使い捨て製品を使用する。

Source

CDC. Guideline for isolation precautions：Preventing transmission of infectious agents in healthcare settings, 2007. https://www.cdc.gov/infectioncontrol/pdf/guidelines/isolation-guidelines-H.pdf

Rule 039 空気予防策

空気予防策を要する感染が疑われる外来患者には，速やかにトリアージを行い，サージカルマスクを着用させる。

Comment

結核，麻疹，水痘などの空気感染を起こす感染症が疑われる患者が来院したら，速やかに隔離対応する。空気感染隔離室への収容が理想であるが，なければ診察室などに収容する。その際，患者にはサージカルマスクの着用など咳エチケットを遵守してもらい，飛沫および飛沫核の拡散を防ぐ。

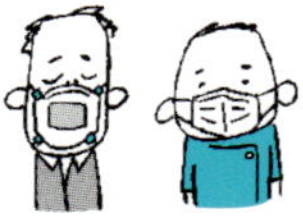

Source

CDC. Guideline for isolation precautions：Preventing transmission of infectious agents in healthcare settings, 2007. https://www.cdc.gov/infectioncontrol/pdf/guidelines/isolation-guidelines-H.pdf

Rule 040 スクリーニング

面会者のスクリーニングをして，感染源にならないようにする。

Comment

面会者が医療関連感染症（百日咳，結核，インフルエンザなど）の感染源になることがある。それ故，面会者をスクリーニングすることは「市中で感染症が流行している時期」および「ハイリスク患者の病棟」では特に重要である。出産センターや小児集中治療室などでは兄・姉・弟・妹の面会がしばしば奨励されているが，小児の面会者は兄・姉・弟・妹のみに限定すべきである。小児感染症や呼吸器感染症の患者が病棟に入り込むのを防ぐために，面会を許可する前に兄・姉・弟・妹をスクリーニングすることが大切である。

Source

CDC. Guideline for isolation precautions : Preventing transmission of infectious agents in healthcare settings, 2007. https://www.cdc.gov/infectioncontrol/pdf/guidelines/isolation-guidelines-H.pdf

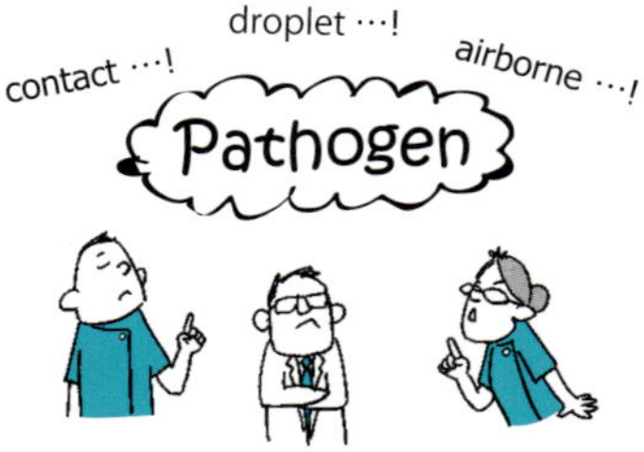
contact …!
droplet …!
airborne …!
Pathogen

Category 3

個人防護具

Personal protective equipment

Rule 041 個人防護具

個人防護具は標準予防策では血液・体液曝露が予測されるときに着用し，感染経路別予防策では病室入室時に必ず着用する。

Comment

標準予防策では血液・体液曝露が予測されなければ手袋やサージカルマスクを着用する必要はない。しかし，患者の血液に触れたり，咳嗽のある患者のケアで呼吸器飛沫に曝露する可能性が想定されれば，手袋やサージカルマスクを装着する。つまり，個人防護具を着用するか否かは医療従事者の臨床経験に基づいて判断される。感染経路別予防策では病室に入る際に感染経路に応じた個人防護具を必ず着用しなければならない。接触予防策では入室時に手袋とガウンを，飛沫予防策ではサージカルマスクを着用する。着用において医療従事者の判断や臨床経験は関与しない。

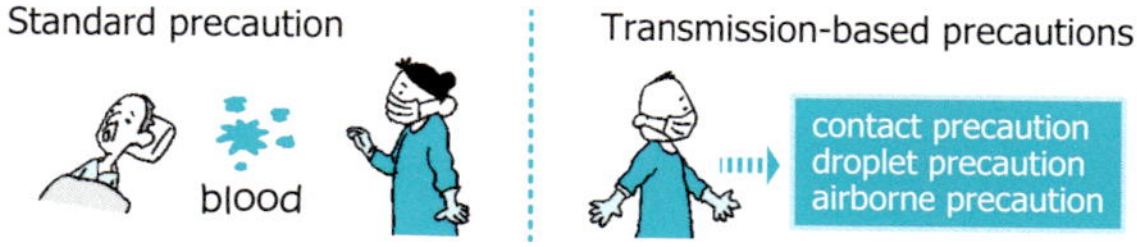
Standard precaution
blood
Transmission-based precautions
contact precaution
droplet precaution
airborne precaution

Source

CDC. Guideline for isolation precautions：Preventing transmission of infectious agents in healthcare settings, 2007. https://www.cdc.gov/infectioncontrol/pdf/guidelines/isolation-guidelines-H.pdf

Rule 042　個人防護具

標準予防策においては患者ケアで血液・体液曝露が予測される場合は，個人防護具を着用する。

Comment

ケアに伴う患者との接触によって患者に由来する血液や体液などの湿性生体物質に曝露する可能性が予測されるケースにおいては，曝露を防止するために手袋，ガウン，プラスチックエプロン，ゴーグル，フェイスシールドといった個人防護具を適宜着用することが求められる。日常的に行う感染対策（標準予防策）において個人防護具を着用するか否かは，臨床現場で培われた経験を判断材料とすることになるため，現場での経験の浅い医療従事者に対しては，適切な着用について指導することが大切である。

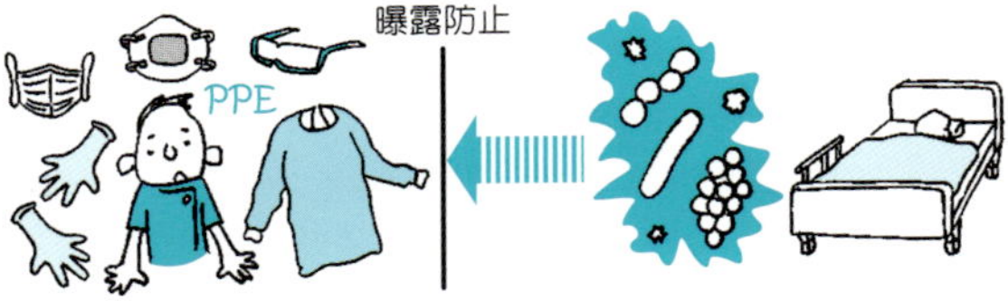

Source

CDC. Guideline for isolation precautions : Preventing transmission of infectious agents in healthcare settings, 2007. https://www.cdc.gov/infectioncontrol/pdf/guidelines/isolation-guidelines-H.pdf

Rule 043　個人防護具　手袋

標準予防策において患者ケアによる手への激しい汚染が想定される場合は手袋を着用する。

Comment

ケア中，患者由来の湿性生体物質（血液，体液などの感染性を有する可能性がある物質，粘膜，傷のある皮膚，便または尿など）に触れることによって手が激しく汚染を受けると手洗いや手指消毒によっても大量の微生物を完全には除去できない。そのため汚染を防ぐためにケアには手袋を着用する。手袋着用の目的には「医療従事者が患者から感染するリスクを減らす」「医療従事者の細菌叢（皮膚常在菌）が患者に伝播することを防ぐ」「患者から患者へ伝播する可能性のある細菌叢によって医療従事者の手指が一過性の汚染を受けることを減らす」の3つがある。

Source

WHO. Guidelines on hand hygiene in health care, 2009. http://whqlibdoc.who.int/publications/2009/9789241597906_eng.pdf

Rule 044 個人防護具

個人防護具は，自分と周囲の環境を汚染しない方法で外す。

Comment

個人防護具の取り外しは「❶手袋→❷ゴーグル→❸ガウン→❹マスク」の順で行う。手袋は最も汚染を受けているため最初に外し，廃棄することによって手袋に付着している病原体が他の部位に付着することを避ける。マスクは，飛沫予防策や空気予防策実施中の病室内で外すと飛沫感染または空気感染する病原体を吸い込んでしまうため病室の外に出てから外す。個人防護具を取り外したあとには手指衛生を行う。

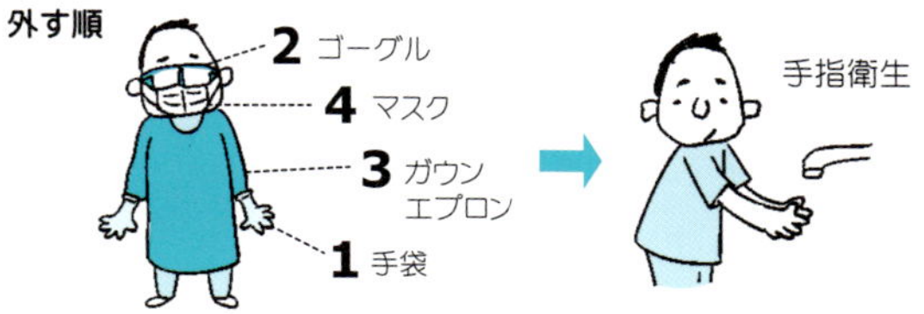

Source

CDC. Guideline for isolation precautions：Preventing transmission of infectious agents in healthcare settings, 2007. https://www.cdc.gov/infectioncontrol/pdf/guidelines/isolation-guidelines-H.pdf

Rule 045　個人防護具　手袋

手袋は患者ケアごとに廃棄する。1人の患者のケアでも必要に応じて交換する。

Comment

患者ケアに使用する手袋は，必ず患者ごとに廃棄する。決して複数の患者のケアに同じ手袋を用いてはならない。また，清拭では体表面の汚染を限局させる必要があるため「清潔部位」から「不潔部位」に向けて行うのが基本であるが，もし汚染した体部分（肛門周囲部，会陰部分など）から清潔な体部分（顔面など）に再び手を移動せざるを得ない場合は，1人の患者のケアであっても途中で手袋を交換しなければならない。

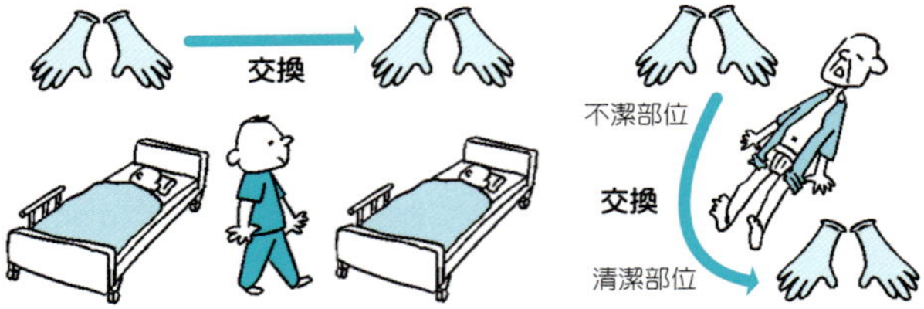

Source

CDC. Guideline for isolation precautions：Preventing transmission of infectious agents in healthcare settings, 2007. https://www.cdc.gov/infectioncontrol/pdf/guidelines/isolation-guidelines-H.pdf

Rule 046　個人防護具　手袋

手袋を洗って再使用してはならない。

Comment

手袋を洗って再使用することは，感染対策上避けなければならない。いくら手袋を洗っても病原体が手袋の表面から確実に除去されないことと，手袋として完全な状態の維持を保証できないことがその理由である。実際，手袋の再使用はMRSAおよびグラム陰性桿菌の伝播に関係していることが判明している。

Source

CDC. Guideline for isolation precautions：Preventing transmission of infectious agents in healthcare settings, 2007. https://www.cdc.gov/infectioncontrol/pdf/guidelines/isolation-guidelines-H.pdf

Rule 047　個人防護具　手袋

手袋を外したあとは手指衛生を行う。

Comment

血液，その他の感染性物質，粘膜，創のある皮膚，汚染している可能性のある正常皮膚（便失禁や尿失禁している患者など）への接触が予測されるときには，あらかじめ手袋を着用する。手袋を他の個人防護具と組み合わせて着用するときは，手袋を最後に着用する。患者のケアにおいて身体や周囲環境（医療器具を含む）に触れたあとに退出するときは，病室内で手袋を外したあとに必ず手指衛生を行う。手袋に孔があったり，手袋を外すときに手首などを汚染しているかもしれないからである。

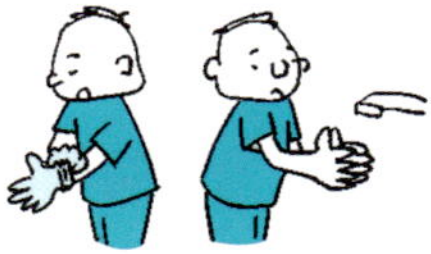

Source

CDC. Guideline for isolation precautions：Preventing transmission of infectious agents in healthcare settings, 2007. https://www.cdc.gov/infectioncontrol/pdf/guidelines/isolation-guidelines-H.pdf

Rule 048　個人防護具　マスク

N95 マスクを着用するのは医療従事者である。患者が着用することはない。

Comment

空気予防策下の病室で患者をケアする医療従事者は N95 マスクを着用しなくてはならない。このとき，患者はサージカルマスクを着用するが，N95 マスクを着用することはない。その理由としては，「サージカルマスクはマスクを装着している人の呼吸器分泌物が空中に散布されるのを防ぐために作られている。一方，N95 マスクは着用している人が吸気時の空気をフィルターするようにデザインされている」「N95 マスクを適切に着用すると呼吸が苦しくなるので，呼吸に何らかの問題のある患者が着用することは困難である」「N95 マスクを適切に使用するためにはフィットテストやシールチェックが必要であるが，患者がこれらのテストを実施することは不可能である」の 3 つがあげられる。

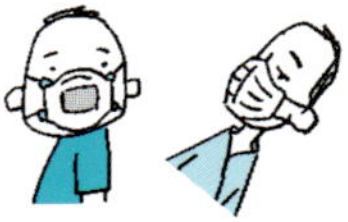

Source

CDC. Guideline for isolation precautions：Preventing transmission of infectious agents in healthcare settings, 2007. https://www.cdc.gov/infectioncontrol/pdf/guidelines/isolation-guidelines-H.pdf

CDC. Guidelines for preventing the transmission of *Mycobacterium tuberculosis* in healthcare settings, 2005. http://www.cdc.gov/mmwr/PDF/rr/rr5417.pdf

Rule 049　個人防護具　マスク

N95 マスクは使い捨てにするが，結核患者のケアで用いた場合は再利用できる。

Comment

N95 マスクは原則として使い捨てにする。しかし，結核患者のケアのときに使用した N95 マスクは再利用が可能である。結核菌は飛沫核に乗ってヒトの肺胞まで到達しない限り，感染できない。N95 マスクの表面に付着した結核菌に手指が触れて，その手指で目や口の粘膜に触れても感染することはない。CDC は「医療施設においては，空気中の感染性粒子の濃度は低いので，フィルターが空気中の物質によって閉塞することはない。また，N95 マスクのフィルターに付着している微粒子が容易に再エアロゾル化してしまうというエビデンスもない。それ故，医療施設での N95 マスクのフィルターは数週間から数ヵ月間は機能し続ける。従って，N95 マスクとして機能する限り，同一の医療従事者が再使用しても構わない」としている。

Source

CDC. Guideline for isolation precautions : Preventing transmission of infectious agents in healthcare settings, 2007. https://www.cdc.gov/infectioncontrol/pdf/guidelines/isolation-guidelines-H.pdf

CDC. Guidelines for preventing the transmission of *Mycobacterium tuberculosis* in healthcare settings, 2005. http://www.cdc.gov/mmwr/PDF/rr/rr5417.pdf

MEMO

N95 マスクとサージカルマスクについて

サージカルマスクは，直径 5 µm 以上の粒子を濾過効率 95%以上で除去できるマスクである。一方，N95 マスクは，最も捕集しにくい直径 0.3 µm の粒子を 95%以上捕集できる。飛沫は直径 5 µm 以上の粒子であるが，飛沫核は直径 5 µm 未満である。また，飛沫核は空気中を浮遊するため，サージカルマスクでは皮膚とマスクの間隙から漏れ込んでしまう。そのため，サージカルマスクは飛沫を防御できるが，飛沫核は N95 マスクでなければ防ぎきれない。

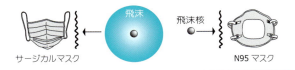

Rule 050　**個人防護具　ガウン**

ケアにおいて患者由来の感染性物質による腕や衣服への汚染が予測される場合は，ガウンを着用する。

Comment

患者の分泌物や排泄物が封じ込められていない状況などにおいて，血液，体液，分泌物，排泄物との接触が予測される場合，ケア者の皮膚を保護し，処置や患者ケアの際の衣服の汚染を防ぐために，状況に応じてガウンあるいはエプロンを装着する。

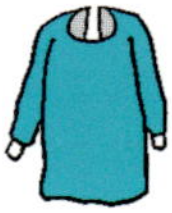

Source

CDC. Guideline for isolation precautions：Preventing transmission of infectious agents in healthcare settings, 2007. https://www.cdc.gov/infectioncontrol/pdf/guidelines/isolation-guidelines-H.pdf

Rule 051　個人防護具　ゴーグル・フェイスシールド

ケア中に患者の血液や体液などを浴びる恐れがある場合は，口，鼻，眼の防護を行う。

Comment

患者のケアにおいて，血液，体液，分泌物，排泄物の飛散やはね返りを受ける可能性の高い処置やケアを行う際は，眼，鼻，口の粘膜を保護するために個人防護具を着用する。予測される状況に応じて，マスク，ゴーグル，フェイスシールドを適宜組み合わせて着用する。

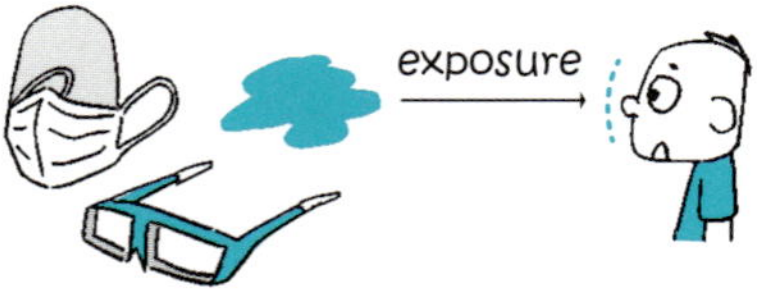

Source

CDC. Guideline for isolation precautions：Preventing transmission of infectious agents in healthcare settings, 2007. https://www.cdc.gov/infectioncontrol/pdf/guidelines/isolation-guidelines-H.pdf

Rule 052　個人防護具　ゴーグル・フェイスシールド

眼鏡をゴーグルやフェイスシールドの代替として使用してはならない。

Comment

個人が日常生活で使用している眼鏡やコンタクトレンズはゴーグルやフェイスシールドの代替とはならない。患者の血液や体液などがケア中に飛散したとき，眼鏡やコンタクトレンズでは眼を十分に防御できないからである。従って，患者ケアの際に血液・体液曝露を防止するために眼を防御する必要性があると考えられる場合は，必ずゴーグルやフェイスシールドを装着しなくてはならない。

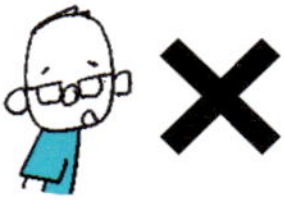

Source

CDC. Guideline for isolation precautions：Preventing transmission of infectious agents in healthcare settings, 2007. https://www.cdc.gov/infectioncontrol/pdf/guidelines/isolation-guidelines-H.pdf

PPE×TPO

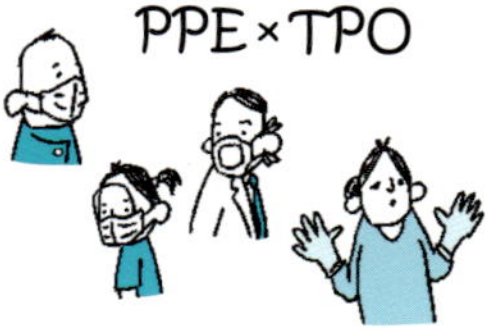

Rules of infection control and prevention

Category **4**

手指衛生

Hand hygiene

Rule 053　手指衛生　衛生的手洗い

手指が肉眼的に汚れていなければ「アルコール手指消毒」，肉眼的に汚れていれば「石鹸と流水による手洗い」を行う。

Comment

手指衛生を推進するために取り組まなければならない対策の一つに，医療従事者が手を清潔にするのに要する時間の短縮がある。手指衛生製剤へのアクセスが短時間ですめば，手指衛生の遵守率を改善することができる。実際，「アルコール手指消毒薬」のほうが，「石鹸と流水による手洗い」よりも手指衛生に要する時間が短くなり，殺菌効果が早く，手荒れも少なくできる。従って，手が肉眼的に汚れていなければ，アルコール手指消毒薬で日常的な手指消毒を行う。目に見える汚れや血液・体液などの蛋白性物質による汚染が手にある場合には，石鹸と流水による手洗いを行う。比較的少量の蛋白性物質（血液など）であれば，石鹸と流水よりアルコール手指消毒薬のほうが手の生菌数を減らすことができる。

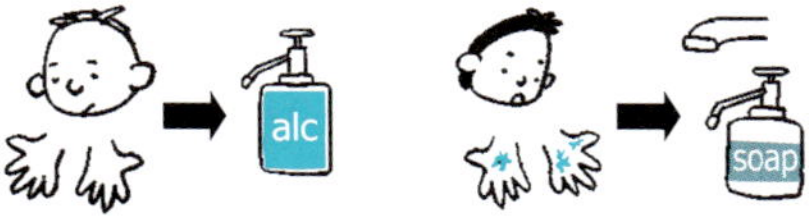

Source

CDC. Guideline for hand hygiene in health-care settings, 2002. https://www.cdc.gov/mmwr/PDF/rr/rr5116.pdf

Rule 054 手指衛生　衛生的手洗い

アルコール手指消毒薬を使用する場合には十分量を用いる。

Comment

アルコール手指消毒薬の有効性は，アルコールの種類，濃度，接触時間，使用量などの因子の影響を受ける。少量のアルコール（0.2～0.5mL）を手に塗布しても，石鹸と流水で手を洗うほどの効果はない。一方，アルコール1mLは，3mLよりも実質的な効果が少ないと報告している研究もある。手指にどの程度の量のアルコールを塗布すればよいかは，アルコール製剤（液状，泡状，ゲル状）によって様々であるため不明であるが，少なくとも10～15秒間両手をこすり合わせた後に手が乾いていると感じれば，使用量が不十分である可能性がある。アルコールを含むペーパータオルにはアルコールが少量しか含まれていないので，その効果は石鹸と流水による手洗いと同程度である。

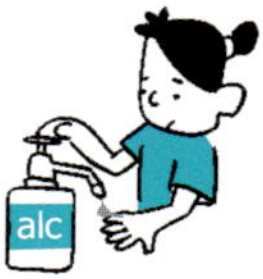

Source

CDC. Guideline for hand hygiene in health-care settings, 2002. https://www.cdc.gov/mmwr/PDF/rr/rr5116.pdf

Rule 055 手指衛生　衛生的手洗い

手指衛生はWHOの5つのタイミングで実施する。

Comment

患者ケアにおいてはアルコール手指消毒薬が頻用されている。患者1人当たりのアルコール使用量の増加も大切であるが，WHOが提唱する「手指衛生の5つのタイミング」で実施することが極めて重要である。手指衛生を実施したとしても，その後に機器のスイッチなどに触れてしまえば，手指は病原体の汚染を受ける。そのような手指で患者をケアすれば病原体は患者に移動することになる。やはり，患者に触れる直前の手指衛生は極めて重要である。患者に触れる前後および患者の周囲環境に触れたあとの手指衛生を徹底することが大切である。WHOは「❶患者に触れる前」「❷清潔／無菌操作の前」「❸体液に曝露された可能性のある場合」「❹患者に触れた後」「❺患者周辺の環境や物品に触れた後」の5つのタイミングでアルコール手指消毒薬による手指衛生を提唱している。

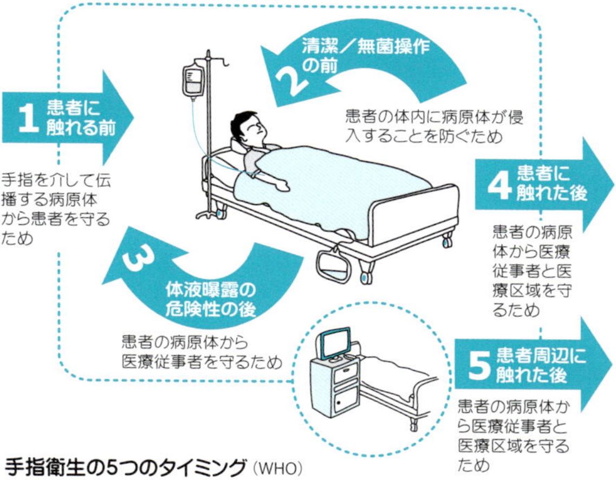

手指衛生の5つのタイミング (WHO)

Source

WHO. Guidelines on hand hygiene in health care, 2009. http://whqlibdoc.who.int/publications/2009/9789241597906_eng.pdf

Rule 056　**手指衛生　衛生的手洗い**

アルコール手指消毒薬は，手指衛生のアプローチがしやすい場所に設置する。

Comment

WHOの「手指衛生の5つのタイミング」で手指衛生を実施するためには，アルコール手指消毒薬に容易にアプローチできるように，病室の入り口，カート，ベッドサイドなどに設置しておくとよい。アルコール手指消毒薬を携帯することも有用である。ただし，小児科や精神科などの病棟では，患者が消毒薬を飲み込んでしまう危険性を考慮して，患者の手の届かない場所に設置する。また，アルコール手指消毒薬に添加物を含有させて飲むに耐えない味にしておくことも有用である。

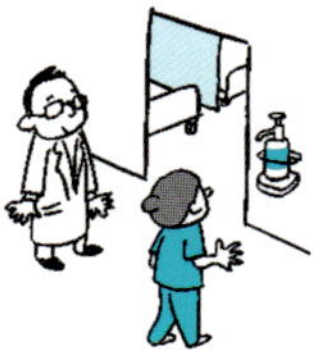

Source

WHO. Guidelines on hand hygiene in health care, 2009. http://whqlibdoc.who.int/publications/2009/9789241597906_eng.pdf

Rule 057　手指衛生　衛生的手洗い

「石鹸と流水による手洗い」は 15 秒以上行う。

Comment

石鹸と流水による手洗いは，水で手を濡らしたあと，石鹸を手指全体にいきわたるように塗り，少なくとも 15 秒間は両手を強く擦り合わせる。そして，水で手をすすぎ，使い捨てタオルを用いて完全に乾かす。その後，使用したタオルで蛇口を閉める。

Source

CDC. Guideline for hand hygiene in health-care settings, 2002. https://www.cdc.gov/mmwr/PDF/rr/rr5116.pdf

Rule 058　手指衛生　衛生的手洗い

「アルコール手指消毒」と「石鹸と流水による手洗い」を連続してはならない。手荒れを引き起こすからである。

Comment

手指衛生を推進する上で，手荒れ対策も徹底しなければならない。アルコール手指消毒前後の石鹸と流水による手洗いは皮膚炎による手荒れを引き起こすので，手指衛生は「アルコール手指消毒」か「石鹸と流水による手洗い」のどちらかを実施する。石鹸と流水による手洗いのあとのアルコール手指消毒も実施してはならない。また，温水に手を繰り返しさらすと，皮膚炎の危険性が高くなるため，温水の使用は避けるのが望ましい。石鹸と流水による手洗いまたはアルコール手指消毒のあと，濡れたままの手に手袋を着用すると手荒れを引き起こすので，十分に手を乾燥させてから手袋を着用することが大切である。ペーパータオルを使用するときは，手荒れを防ぐために，手を擦るのではなく，軽く叩く。

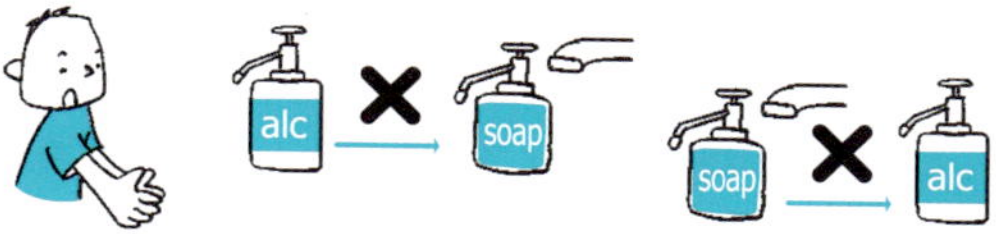

Source

WHO. Guidelines on hand hygiene in health care, 2009. http://whqlibdoc.who.int/publications/2009/9789241597906_eng.pdf

Rule 059　手指衛生　衛生的手洗い

医療従事者の手荒れが増加してきたら，石鹸と流水による手洗いを中止し，保湿剤を含んだアルコール手指消毒薬を使用する。

Comment

手荒れが発生すると，多くの病院では，皮膚炎を減らすために，普通石鹸を提供してしまう。しかし，そのような対応は，乾燥や刺激によってさらに皮膚にダメージを与え，手荒れを悪化させることになる。医療従事者が刺激性のある石鹸や洗浄剤に曝露する機会を減らすための方法のひとつが保湿剤を含んだアルコール手指消毒薬の使用の促進である。このような製剤は普通石鹸や抗菌石鹸よりも皮膚の状態を良好にすることができる。

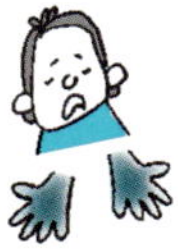

Source

WHO. Guidelines on hand hygiene in health care, 2009. http://whqlibdoc.who.int/publications/2009/9789241597906_eng.pdf

MEMO

アルコール抵抗性について

クロストリディオイデス・ディフィシルやバシラス・セレウスなどの芽胞形成菌は，アルコールに抵抗性を有する。また，構造上，エンベロープを持たないノロウイルスに対してもアルコールの効果は極めて低い。従って，これらの病原体による感染患者をケアした後は，アルコール手指消毒薬による手指消毒ではなく，石鹸と流水による手洗いにて手指衛生を行う必要がある。

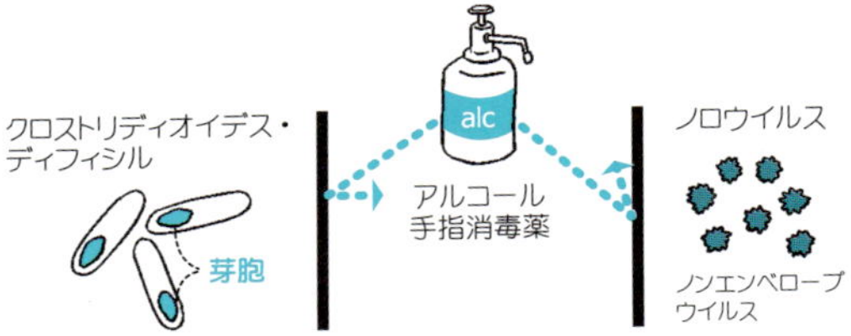

Rule 060　**手指衛生　衛生的手洗い**

長い爪，つけ爪，マニュキュアは手指衛生の効果を減弱させる。

Comment

爪の下には高濃度の細菌（コアグラーゼ陰性ブドウ球菌，グラム陰性桿菌，コリネバクテリウム属など）や真菌が潜んでいる。そのため，爪の先端は6mm以下になるように切っておく。マニュキュアについては，新しければ爪周囲の皮膚の細菌数を増加させないが，古いマニュキュアには爪の病原体が増殖している。古いマニュキュアが残っている状況では，衛生的手洗いや手術時手洗いをしたとしても，爪周囲に相当数の病原体が残存している。つけ爪を装着している医療従事者は手洗いの前後ともに，自然爪のスタッフよりも指先にグラム陰性菌を保持している。実際，新生児集中治療室でつけ爪を感染源とした緑膿菌のアウトブレイクが発生している。そのため，ハイリスク患者（集中治療室の患者や手術患者）のケアの際は，つけ爪をしない。指輪の下の皮膚にはグラム陰性桿菌や黄色ブドウ球菌がみられる。その菌量は指輪の数に比例している。しかし，手指衛生すれば，残存している細菌の量は指輪を着用している人もしていない人も同程度であった。そのため，指輪についての CDC の推奨はない。

Source

CDC. Guideline for hand hygiene in health-care settings, 2002. https://www.cdc.gov/mmwr/PDF/rr/rr5116.pdf

Rule 061 手指衛生 手術時手洗い

手術時手洗いは最初に石鹸と流水で手指の汚れを落としたのち，持続活性のあるアルコール手指消毒薬を用いる。

Comment

手術時手洗いの前には，指輪，時計，ブレスレットをはずす。流水下で爪クリーナを使って指の爪の下からごみを取り除き，非抗菌性石鹸で手および前腕を洗ってから完全に乾かす。その後，持続活性のあるアルコール手指消毒薬を用いて手指消毒を行うが，滅菌手袋を着用する前に，手および前腕を再び完全に乾かすことが大切である。アルコールは皮膚に塗布すると速効性のある殺菌効果を発揮するが，持続活性は不足している。そのため，手術室ではアルコールに持続活性を有するクロルヘキシジンや第四級アンモニウム化合物などを添加したアルコール手指消毒薬を用いる。

Source

CDC. Guideline for hand hygiene in health-care settings, 2002. https://www.cdc.gov/mmwr/PDF/rr/rr5116.pdf

Rule 062 手指衛生 手術時手洗い

手術時の手指消毒におけるスクラブは長時間行う必要はない。

Comment

過去の手術時の手指消毒プロトコールではブラシを使ってゴシ

ゴシと手洗いすることが求められてきた。しかし，この方法は皮膚を損傷し，細菌が増殖しやすい環境となるため，結果的に手の皮膚に生息する細菌数が増えてしまい，そこから脱落する細菌数を増やしてしまう。アルコール手指消毒薬を用いれば，手術スタッフの手の細菌数を許容レベルまで少なくすることができるので，ブラシやスポンジは不要である。また，手指のスクラブの時間についても，過去には術前に10分間のスクラブが求められてきたが，これにより皮膚の損傷がよくみられた。5分間のスクラブでも10分間のスクラブと同程度に効果的に細菌数を少なくしたという報告や2～3分間のスクラブでも許容レベルまで細菌数を減少させるという報告もある。

Source

CDC. Guideline for hand hygiene in health-care settings, 2002. https://www.cdc.gov/mmwr/PDF/rr/rr5116.pdf

MEMO

スクラブ法とラビング法について

手洗いの方法には，スクラブ法とラビング法がある。スクラブ法は洗浄剤を配合した手洗い用消毒薬を使い，よく泡立てて手指を擦ったのち，水道水で洗い流す方法で，洗浄法とも呼ばれる。スクラブ法では洗浄と消毒を同時に行うことができる。ラビング法は擦式法とも呼ばれ，アルコール手指消毒薬を手掌にとり，乾燥するまで擦り込んで消毒する。

Rule 063　手指衛生　手術時手洗い

手術が連続するとき，手術間ではアルコール手指消毒薬による手指消毒のみでよく，石鹸と流水による手洗いは必要ない。

Comment

手指の細菌芽胞の保菌をなくすために，手術室に入る前には石鹸と流水による手洗いが推奨される。このような手洗いは最初に手術室に入るときだけ必要であり，手術から次の手術に移動するときには，石鹸と流水による手洗いをせずにアルコール手指消毒を繰り返すことが推奨される。手洗いによって芽胞が洗い流されていれば，アルコール消毒前に石鹸と流水による手洗いをしても皮膚の常在細菌叢を追加的に減少させるというデータはない。アルコール手指消毒薬で注意すべきことは，使用前に手を完全に乾燥させておかなければ，アルコールの活性は減少してしまう点である。

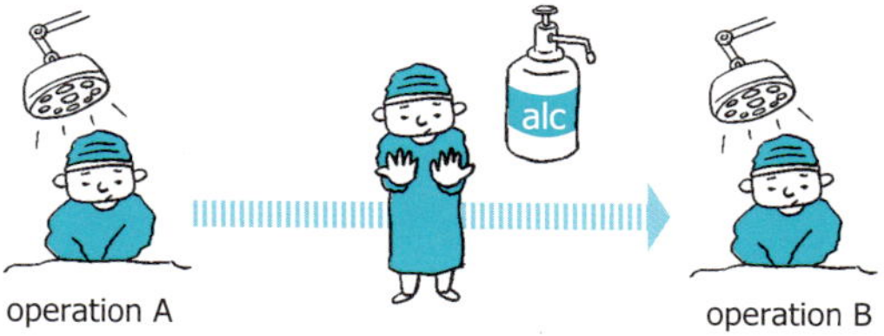

Source

WHO. Guidelines on hand hygiene in health care, 2009. http://whqlibdoc.who.int/publications/2009/9789241597906_eng.pdf

Hand hygiene

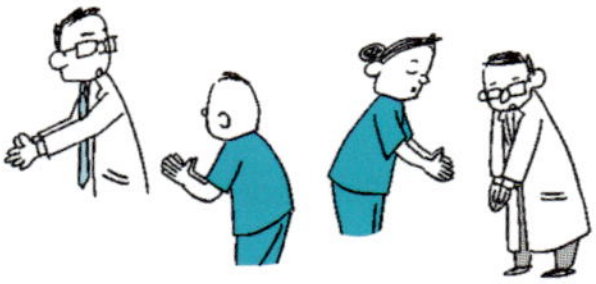

Rules of infection control and prevention

Category 5

環境整備

Environmental infection control

Rule 064　環境整備　環境表面

医療従事者や患者が環境表面から直接感染することはほとんどないが，環境表面に付着した病原体は手を介してヒトに伝播する。

Comment

病原体による汚染がある環境表面は病原体の貯蔵庫となりうるが，そこから医療従事者や患者が直接感染することはほとんどない。しかし，病原体は環境表面に接触した手を介してヒトに伝播する。手指衛生はこのような伝播を最小限にするために重要であり，環境表面の適切な洗浄や消毒は医療関連感染を減らすために重要な対策である。

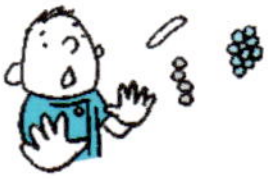

Source

CDC. Guidelines for environmental infection control in health-care facilities, 2013. https://www.cdc.gov/infectioncontrol/pdf/guidelines/environmental-guidelines.pdf

Rule 065　環境整備　環境表面　清掃

環境表面は手指の「高頻度接触面」と「低頻度接触面」の2つに分類され，前者では頻回に洗浄する。

Comment

環境表面は手指が頻回に接触する「高頻度接触面」（ドアノブ，ベッド柵，電灯のスイッチなど）と手指の接触の頻度が少ない「低頻度接触面」(床,天井など)の2つに分類できる。「高頻度接触面」は多くの人々の手指が頻回に触れるため,様々な病原体が付着しており,感染症の伝播の源になりうる。従って,頻回に洗浄しなければならない。「低頻度接触面」のうち水平面(窓敷居やハードフロアの表面など)には定期的な掃除,汚染や漏れがみられたときの掃除,患者退院時の掃除を行い,垂直面(壁,ブラインドなど)は肉眼的に汚れがあるときにその都度洗浄する。

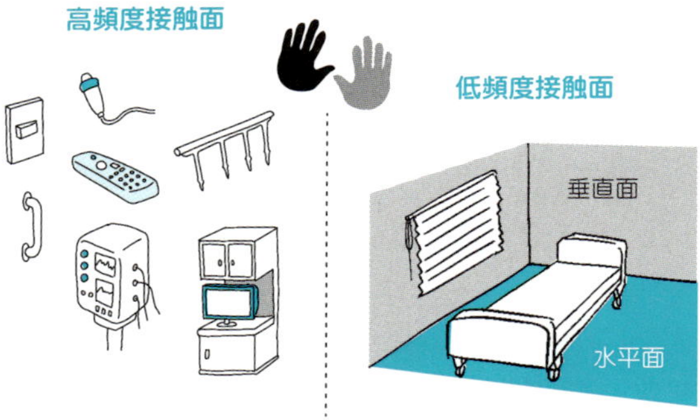

Source

CDC. Guidelines for environmental infection control in health-care facilities, 2013. https://www.cdc.gov/infectioncontrol/pdf/guidelines/environmental-guidelines.pdf

Rule 066　環境整備　環境表面　清掃

「環境表面」はノンクリティカルに分類される。

Comment

CDC は医療器具や環境表面についてスポルディング分類を使用している。この分類では医療器具を「クリティカル器具」(無菌組織に挿入する器具[注射針や血管内カテーテルなど]),「セミクリティカル器具」(正常粘膜に接する器具[内視鏡など]),「ノンクリティカル器具」（正常皮膚に接触する器具［血圧計カフなど］）の3つに分けているが，CDCは「環境表面」というカテゴリーをスポルディング分類に追加した。環境表面は患者に直接接触することはないので，ノンクリティカルとなる。環境表面から病原体が伝播する危険性は医療器具よりも少ないので，医療器具に用いられる除染方法より簡易的に汚染を除くことができる。

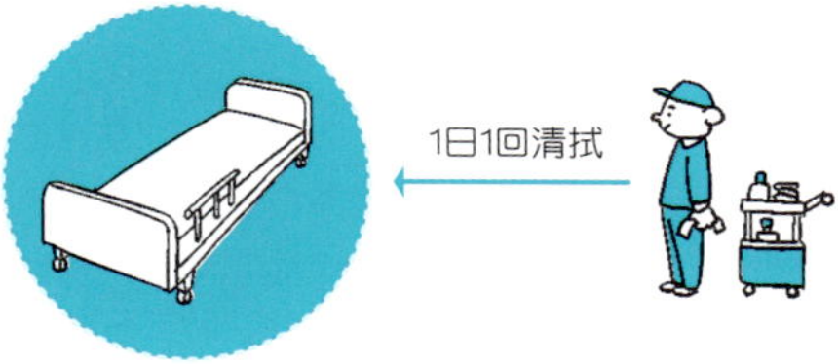

Source

CDC. Guidelines for environmental infection control in health-care facilities, 2013. https://www.cdc.gov/infectioncontrol/pdf/guidelines/environmental-guidelines.pdf

Rule 067　**環境整備　清掃**

床の清掃は洗浄剤による一般的な洗浄法で行う。

Comment

床の特別な洗浄や除染には根拠はなく，床の清掃は洗浄剤による一般的な洗浄で十分である。床は医療施設における感染にはほとんど影響がないことが示されており，仮に特別な洗浄をしても空気中の微生物や，靴や包交車，カートの車輪などから移動してきた微生物によってすぐに再汚染してしまうからである。凸凹のない床の洗浄にはモップ，ウエットバキューム，静電気物質による乾式掃除が用いられる。この場合，エアロゾルや埃の飛散が起きないように行う。

Source

CDC. Guidelines for environmental infection control in health-care facilities, 2013. https://www.cdc.gov/infectioncontrol/pdf/guidelines/environmental-guidelines.pdf

Rule 068　環境整備　清掃

洗浄で使うバケツや洗浄液の細菌汚染に注意する。

Comment

バケツの洗浄液はモップを洗浄している間にすぐに微生物の汚染を受けてしまう。そうした洗浄液を使用し続けると，洗浄されるべき表面が多くの微生物によって汚染してしまうため洗浄液は頻回に交換しなければならない。希釈された洗浄剤や消毒薬もまた病原体に汚染していることがある。特に汚染のある容器で長期間保存されると，洗浄液は汚れてしまう。実際，グラム陰性桿菌（シュードモナス属など）が消毒薬溶液（フェノールなど）から検出されることがある。毎日の洗浄に十分な量の新鮮な洗浄液を作成したり，残液を廃棄したり，容器を乾燥したりすることによって，細菌汚染を減らすことができる。

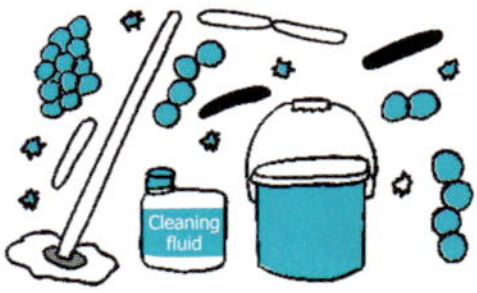

Source

CDC. Guidelines for environmental infection control in health-care facilities, 2013. https://www.cdc.gov/infectioncontrol/pdf/guidelines/environmental-guidelines.pdf

Rule 069　環境整備　清掃

モップや雑巾が微生物汚染を受けないために洗浄液は消毒薬を含んだものを用いる。

Comment

病室を清掃するとき，洗浄液に汚染があると環境表面に微生物を拡散させてしまう。実際，モップ清掃に消毒薬ではなく石鹸水を用いると洗浄液は汚染される。雑巾の汚染により高頻度接触面が汚染されると，そこが曝露源となりうる。過去には，洗浄器具の汚染による緑膿菌のアウトブレイクが血液腫瘍病棟で発生した事例があるが，そこでは消毒薬を含まない洗浄液が用いられていた。汚染したモップの頭や雑巾などは細菌を拡散させるため，モップや雑巾は定期的に除染することが大切である。

Source

CDC. Guideline for disinfection and sterilization in healthcare facilities, 2008. https://www.cdc.gov/infectioncontrol/pdf/guidelines/disinfection-guidelines.pd

Rule 070　環境整備　清掃

床などに付着した大量の血液や体液を除去する場合，最初にその有機物を十分に取り除くことが大切である。

Comment

血液や体液が付着した場所を除染する方法は付着が生じた状況や付着している量に基づく。少量の血液や体液の場合，その区域の環境表面に凸凹がなければ，1：100 に希釈した家庭用漂白剤を使用するのが適切である。一方，大量の血液や体液が付着している場合は，最初に吸湿性物質で肉眼的に見える有機物質を取り除く必要がある。強力な塩素系溶液（1:10 希釈の塩素系漂白剤など）であっても，それだけでは大量の血液の中に高濃度で存在するウイルスを完全には不活化できないからである。血液がなければこれらの消毒薬はウイルスを完全に不活化することができる。

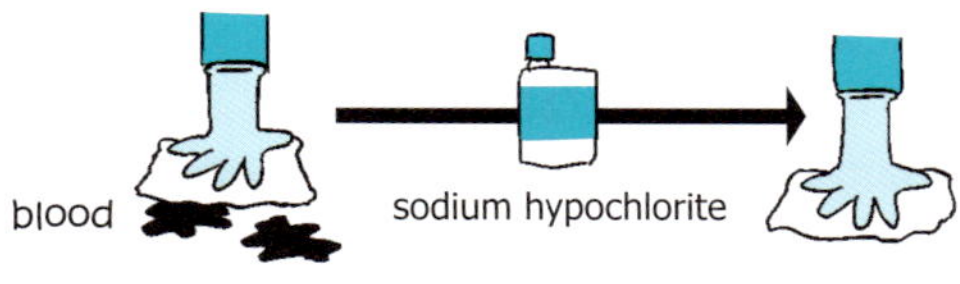

Source

CDC. Guidelines for environmental infection control in health-care facilities, 2013. https://www.cdc.gov/infectioncontrol/pdf/guidelines/environmental-guidelines.pdf

Rule 071　環境整備　清掃

環境表面の拭き掃除による病原体や土埃の物理的な除去は薬剤の殺菌効果よりも重要である。

Comment

環境表面の清掃では埃や汚れの除去や洗浄を定期的に行う。乾燥状態の埃の中や環境表面にはグラム陽性球菌（コアグラーゼ陰性ブドウ球菌など）が生息している。湿った土で汚れた環境ではグラム陰性桿菌が増殖している。真菌は乾燥状態でも生存可能であり，湿った環境では増殖することができる。通常，環境表面は洗浄剤を用いて掃除されるが，この場合，薬剤の殺菌効果よりも拭き掃除による病原体や土埃の物理的な除去のほうが重要である。

Source

CDC. Guidelines for environmental infection control in health-care facilities, 2013. https://www.cdc.gov/infectioncontrol/pdf/guidelines/environmental-guidelines.pdf

Rule 072　環境整備　清掃

アルコールによる環境表面の清拭は，小器具の表面など狭い面積に限定する。

Comment

アルコールは速効性があるが，揮発性である。そのため小面積の表面（薬剤バイアルのゴムストッパーや温度計など）や小器具の外部表面（聴診器など）には利用できるが，テーブルや壁といった広い面積の表面に使用すると，表面を拭いている間にアルコールが蒸発してしまい，消毒のための接触時間を確保できない。従って，アルコールの環境表面への使用は小面積に限定すべきであり，面積の広い環境表面には洗浄剤や低水準消毒薬を用いることが適切である。

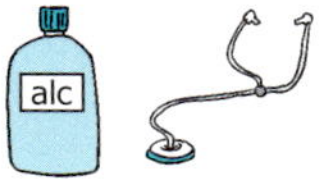

Source

CDC. Guidelines for environmental infection control in health-care facilities, 2013. https://www.cdc.gov/infectioncontrol/pdf/guidelines/environmental-guidelines.pdf

Rule 073　環境整備　培養

感染対策として環境表面の日常的な培養を行う必要はない。

Comment

環境表面の培養と言っても場所によって結果は異なる。また 1 cm^2 当たりにどれだけの細菌数であれば感染対策上問題になるかといった評価基準も存在しない。こうした理由から環境表面を日常的に培養しても意味がないと言える。ただし，アウトブレイクが発生し，環境表面が重要な感染経路であることが疑われた場合には培養してもよい。

Source

CDC. Guidelines for environmental infection control in health-care facilities, 2013. https://www.cdc.gov/infectioncontrol/pdf/guidelines/environmental-guidelines.pdf

Rule 074　環境整備　玩具

医療機関での小児用玩具は適切に衛生管理する。

Comment

小児用玩具を置いている小児医療施設，産婦人科医院，クリニックなどでは，玩具を定期的に洗浄および消毒する。そのため容易に洗浄・消毒できる玩具を選択することが大切である。縫いぐるみなどのソフト玩具は使用しない。大きな固定玩具（よじ登り設備など）は少なくとも毎週あるいは肉眼的に汚れた場合に，洗浄や消毒を行う。幼児が口に入れる可能性のある玩具は，洗浄・消毒したあとに水でリンスする。自動食器洗浄機で洗浄してもよい。

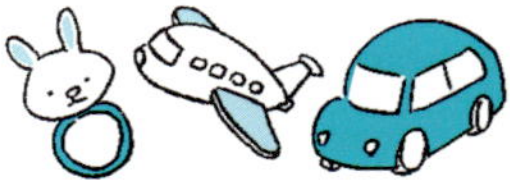

Source

CDC. Guideline for isolation precautions：Preventing transmission of infectious agents in healthcare settings, 2007. https://www.cdc.gov/infectioncontrol/pdf/guidelines/isolation-guidelines-H.pdf

Rule 075　環境整備　易感染性

易感染性の患者がいる区域ではカーペットの使用を避ける。

Comment

カーペットは細菌が増殖するというエビデンスがあるにもかかわらず，正常免疫の患者がいる区域においてカーペットが感染に関連したという疫学的エビデンスはほとんどない。しかし，濡れている区域（検査室，流し台の周囲など）や易感染性の患者がいる区域（造血幹細胞移植病棟，熱傷病棟，集中治療室，手術室など）ではカーペットの使用を避けるのが望ましい。実際，造血幹細胞移植病棟におけるアスペルギルス症のアウトブレイクがカーペットの汚染に関連して発生した事例がある。

Source

CDC. Guidelines for environmental infection control in health-care facilities, 2013. https://www.cdc.gov/infectioncontrol/pdf/guidelines/environmental-guidelines.pdf

Rule 076　環境整備　易感染性

造血幹細胞移植患者の病室の生花，鉢植え植物は推奨されない。

Comment

花瓶の水や鉢植え植物には数多くの細菌がみられるが，これらが正常免疫の患者の病室などに置かれていても感染の危険性が増加することはない。外科患者を対象とした研究では，花から同定された細菌が術後感染に影響しないことが観察されている。同様の結果が鉢植え植物の細菌に注目した研究でも得られている。しかし，造血幹細胞移植患者に対しては，環境由来のアスペルギルス対策として多くの専門家は病室での植物やドライフラワー，生花を推奨していない。

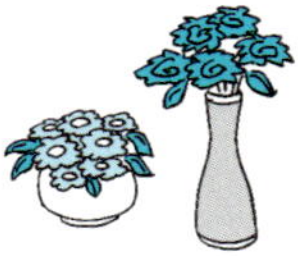

Source

CDC. Guidelines for environmental infection control in health-care facilities, 2013. https://www.cdc.gov/infectioncontrol/pdf/guidelines/environmental-guidelines.pdf

CDC. Guidelines for preventing opportunistic infections among hematopoietic stem cell transplant recipients. http://www.cdc.gov/mmwr/PDF/rr/rr4910.pdf

Rule 077　**環境整備　易感染性**

同種造血幹細胞移植患者はアスペルギルス対策として防護環境に入室させる。

Comment

同種造血幹細胞移植を受けた患者は環境真菌（アスペルギルス属など）の曝露を回避する必要があるため防護環境に入室させ，診断的措置などで室外に出る時間を最小にしなければならない。また，防護環境内は以下のような適切な管理が必要である。HEPA フィルター（high efficiency particulate air filter）を用いて流入空気を濾過する。空気は病室の一側から供給され，患者ベッドを越えて病室の反対側の排気口から流出する一方向性空気流を用いる。空気圧を肉眼的指標（スモークチューブ，パタパタする細長い切れなど）で毎日測定する。外部空気の侵入を防ぐために病室を十分にシールする。1 時間に少なくとも 12 回換気する。病室の床はカーペットを避け，ドライフラワー，新鮮な花，鉢植え植物の持ち込みを禁止する。

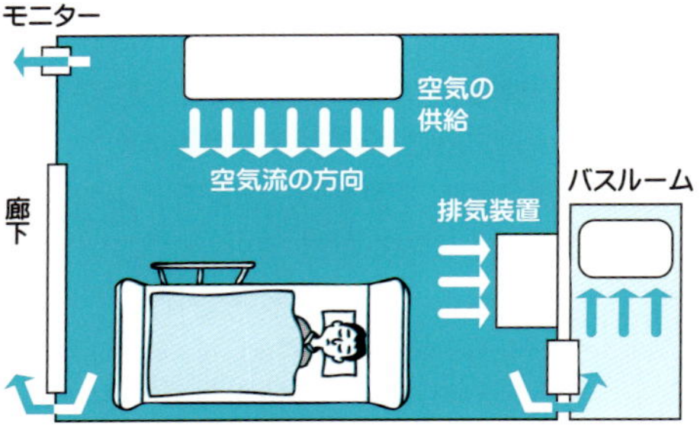

防護環境

Source

CDC. Guideline for isolation precautions：Preventing transmission of infectious agents in healthcare settings, 2007. https://www.cdc.gov/infectioncontrol/pdf/guidelines/isolation-guidelines-H.pdf

MEMO

同種造血幹細胞移植と防護環境について

造血幹細胞移植には患者とドナーの関係によって「同系」「自家」「同種」の移植がある。「同系」は一卵性双生児の間での移植であり，「自家」は自分自身の造血幹細胞を保存しておいて，移植前処置のあとに戻すというものである。「同種」は兄弟間や親子間での移植であり，骨髄バンクのような他人からの移植も含まれる。「同系」および「自家」は移植後に移植片対宿主病 (graft vs host disease；GVHD) が発生しないので免疫抑制剤は必要ない。しかし，「同種」の場合には GVHD が発生するので，それを予防・治療するために免疫抑制剤が投与される。また，GVHD を合併すること自体，免疫を低下させる。従って，「同種」は「同系」「自家」よりも厳しい免疫不全となるため，厳重な感染対策が必要である。防護環境は同種造血幹細胞移植の患者をアスペルギルス属から守るために用いられる。造血幹細胞移植であっても，「同系」「自家」の場合には必ずしも防護環境に入室させる必要はない。

Rule 078 環境整備 易感染性

造血幹細胞移植患者でのアスペルギルス症の発症数のサーベイランスは必要である。

Comment

感染症状のない造血幹細胞移植患者への定期的な真菌および細菌培養は必要ない。また，環境や器材などの定期的な細菌サーベイランスも推奨されない。同様に防護環境の埃や空気の日常的な真菌培養も必要ない。しかし，造血幹細胞移植患者におけるアスペルギルス症の発症数の日常的なサーベイランスは行うべきである。特に病院において建築工事が実施されている期間では必要である。6ヵ月で2倍以上のアスペルギルス症の発症があれば，感染対策のための環境評価が必要となる。

Source

CDC. Guidelines for preventing opportunistic infections among hematopoietic stem cell transplant recipients, 2000. https://www.cdc.gov/mmwr/PDF/rr/rr4910.pdf

Rule 079 環境整備 易感染性

病院の建築や改修工事の期間は造血幹細胞移植患者のためのアスペルギルス対策を強化する。

Comment

病院の新築・増築工事や改修工事は，大量のアスペルギルス胞子を空気中に飛散させることから，極度の免疫不全状態にある患者にとってはアスペルギルス属による感染の危険性を増加させる要因となる。そのため，免疫不全状態にある造血幹細胞移植患者を工事現場に近づけないようにしなければならない。移植センターの改修や建築を計画するときには，防塵対策をはじめとするアスペルギルス対策を強化する必要がある。免疫不全者へのアスペルギルス対策としてインフェクションコントロール・リスクアセスメント（Infection Control Risk Assessment；ICRA）というリスク評価が必要である。

特に工事前のリスク評価が重要で，院内の空気の質，感染管理，ユーティリティ，騒音，振動，治療やケアなどの医療サービスに影響を及ぼすことが予測される事項についてそのリスクを評価し，工事内容に反映させる建設前リスクアセスメント（PreConstruction Risk Assessment；PCRA）が求められる。

Source

CDC. Guidelines for preventing opportunistic infections among hematopoietic stem cell transplant recipients, 2000. https://www.cdc.gov/mmwr/PDF/rr/rr4910.pdf

CDC. Guidelines for environmental infection control in health-care facilities, 2013. https://www.cdc.gov/infectioncontrol/pdf/guidelines/environmental-guidelines.pdf

Rule 080　環境整備　透析室

1人の透析患者に使用された物品をそのまま他の透析患者のベッドやその周辺区域に持ち込んではならない。

Comment

透析室は血液飛散が頻繁に発生する区域である。そのため透析ベッドやその周辺の物品には血液汚染があると考えなければならない。従って，透析ベッドとその周辺に持ち込まれた物品は透析装置の上に置かれた物品も含めて，使い捨てとするか 1 人の患者に限定して使用する。共通区域に戻したり他の患者に使用する前には洗浄および消毒を行う。一度，透析ベッドに持ち込んだ未使用の薬剤やサプライ（注射器，アルコールスワブなど）を共通区域に戻したり，別の患者に使用してはならない。透析室における感染予防策はサプライ，器具，薬剤，薬剤トレイを共有して使用することを制限しており，薬剤カートの共用も禁止している。

Source

CDC. Recommendations for preventing transmission of infections among chronic hemodialysis patients, 2001. http://www.cdc.gov/mmwr/PDF/rr/rr5005.pdf

Rule 081　環境整備　透析室

透析室の環境表面は HBV の感染経路になりうる。

Comment

B 型肝炎ウイルス（hepatitis B virus；HBV）は環境表面に血液を肉眼的に確認できなくても，そこに存在し感染する可能性がある。HBV は環境表面では比較的安定しており，室温では少なくとも7日間は生き続けることができる。透析室では，HBs 抗原が鉗子，はさみ，透析装置のコントロールスイッチ，ドアノブで検出されている。従って，血液に汚染した環境表面は HBV の感染経路になり，そこから手袋や器具を介して患者に伝播する可能性がある。

透析室における HBVの理論的な感染経路

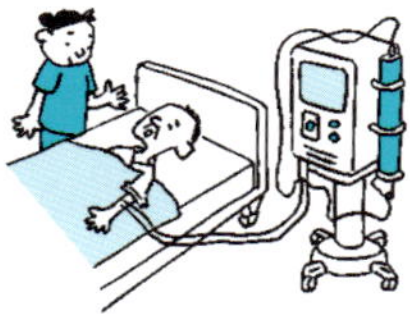

患者 A の HBs 抗原陽性血液
↓
手袋，鉗子，器械などの表面に付着する
（HBV は環境表面に 7 日間生き続ける）
↓
新しい手袋に替えてもスタッフが環境表面に触れて HBV を手に付着させる
↓
患者 B の刺入部位に HBV を付着させる

Source

CDC. Recommendations for preventing transmission of infections among chronic hemodialysis patients, 2001. http://www.cdc.gov/mmwr/PDF/rr/rr5005.pdf

Rule 082　環境整備　透析室

透析室の血液汚染に対しては適切な消毒薬による環境消毒が必要である。

Comment

透析室では，患者の透析終了のたびに使用したベッド周辺や透析装置外装などの環境表面に対して清拭による洗浄および消毒が必要である。特に血液汚染は消毒薬を用いて除染しなければならない。消毒の際は，次亜塩素酸ナトリウム（500～1,000ppm）が推奨される。なお，次亜塩素酸ナトリウムには金属腐食性があるため，金属腐食性や塩素臭が少ないペルオキソ一硫酸水素カリウムを主成分とする製剤も使用されている。

Source

CDC. Recommendations for preventing transmission of infections among chronic hemodialysis patients. http://www.cdc.gov/mmwr/PDF/rr/rr5005.pdf

日本透析医会．透析施設における標準的な透析操作と感染予防に関するガイドライン（四訂版）. http://http://www.touseki-ikai.or.jp/htm/07_manual/doc/20150512_infection_guideline_ver4.pdf

Rule 083　**環境整備　透析室**

透析室では HBs 抗原（+）患者と HBV に感受性のある患者のベッドを隣り合わせにしない。

Comment

HBs 抗原（+）患者には隔離室での透析が理想的である。しかし，隔離室での透析が困難であれば，透析室内で HBV に感受性のある患者から離れた区域で透析する。HBs 抗体（+）患者については

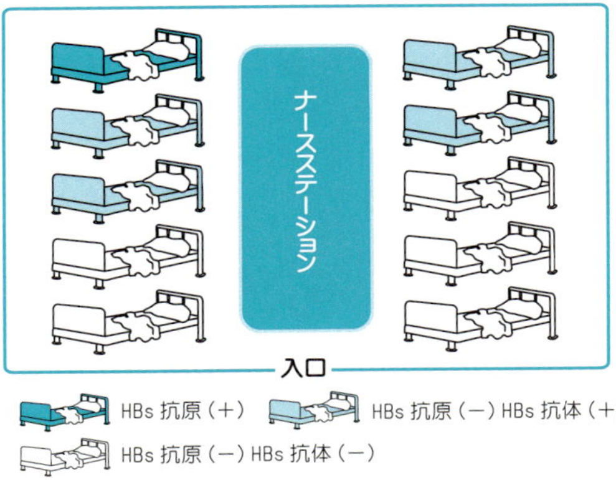

HBs 抗原（+）患者と同じ区域で透析してもよい。透析ベッドの配置は HBs 抗体（+）患者のベッドを HBs 抗原（+）患者と HBV に感受性のある患者の間の緩衝として配置するとよい。

Source

CDC. Recommendations for preventing transmission of infections among chronic hemodialysis patients, 2001. http://www.cdc.gov/mmwr/PDF/rr/rr5005.pdf

Rule 084　環境整備　プリオン

クロイツフェルト - ヤーコプ病の患者の病室の清掃は日常的な方法で十分である。

Comment

クロイツフェルト - ヤーコプ病（Creutzfeldt-Jakob disease；CJD）は感染性ではあるが，感染力は強くない。現在までの医原性 CJD のすべてはプリオンに汚染された中枢神経系組織や下垂体ホルモンへの直接曝露に関連している。6 件の医原性症例ではレシピエントへの直接汚染を引き起こす脳神経外科的器具や器材が関連していた。しかし，CJD が環境表面から伝播したというエビデンスはないので，CJD 患者の病室の清掃は日常的な方法で十分である。

Source

CDC. Guidelines for environmental infection control in health-care facilities, 2013. https://www.cdc.gov/infectioncontrol/pdf/guidelines/environmental-guidelines.pdf

Rule 085　環境整備　プリオン

血液はプリオンの伝播の原因とはならないので，血液が環境表面に付着した場合も日常的な処置で十分である。

Comment

頻回に輸血された患者における疫学的研究によると，血液はプリオンの伝播の原因とはならないことが示されている。従って，血液が付着した場合はその表面を覆い，除染して消毒するといった日常的な処置で十分である。しかし，中枢神経系組織や脳脊髄液にて汚染された環境表面には下記のように洗浄して除染する。

❶吸湿性のある材料で組織や体物質のほとんどを除去する。
❷ 20,000ppm 以上の次亜塩素酸ナトリウム溶液，または 1 ～ 2 規定の水酸化ナトリウム溶液にて環境表面を 1 ～ 2 時間濡らす。
❸徹底的にリンスする。

Source

CDC. Guidelines for environmental infection control in health-care facilities, 2013. https://www.cdc.gov/infectioncontrol/pdf/guidelines/environmental-guidelines.pdf

Category 6

医療関連感染

Healthcare associated infection

Rule 086　血管内カテーテル　血流感染

カテーテル由来血流感染と中心ライン関連血流感染を混同しない。

Comment

・カテーテル由来血流感染（catheter-related bloodstream infection；CRBSI）と中心ライン関連血流感染（central line-associated bloodstream infection；CLABSI）は意味が異なる。CRBSI は，患者の診断・治療時に使用する臨床上の定義であり，CLABSI はサーベイランスを目的に使用されている。

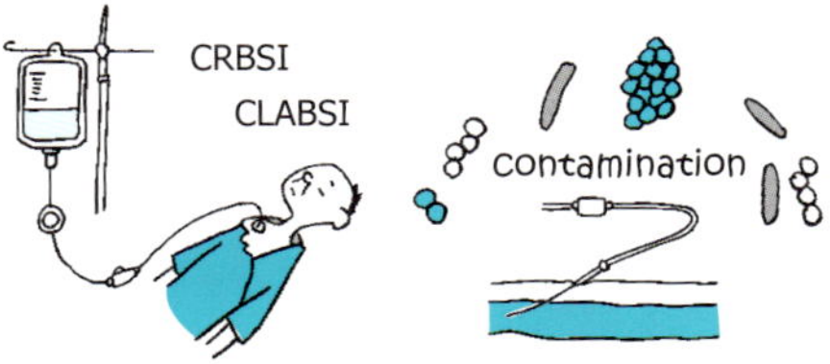

CRBSI（カテーテル由来血流感染）

❶臨床現場での定義。

❷血流感染の原因がカテーテルであることを同定する必要がある。

❸そのために特定の検査が必要である（例：カテーテル先端の培養が血流分離菌に一致する）。

❹サーベイランスを目的としては用いられない。

CLABSI（中心ライン関連血流感染）

❶血流感染が発生する48時間前の時点で中心静脈カテーテルが挿入されていた。

❷血流感染が他の部位の感染とは関連していない。

❸一部の血流感染は中心静脈カテーテル以外の感染源である可能性もある。

Source

CDC. Guidelines for the prevention of intravascular catheter-related infections, 2011. https://www.cdc.gov/infectioncontrol/guidelines/pdf/bsi/bsi-guidelines-H.pdf

Rule 087　**血管内カテーテル　挿入**

感染管理上，中心静脈カテーテルの挿入部位は鎖骨下静脈が望ましい。

Comment

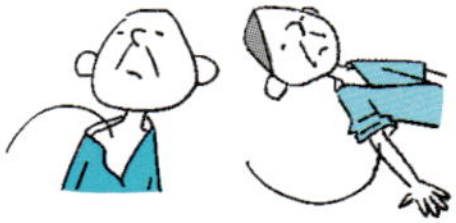

中心静脈カテーテル（central venous catheter；CVC）の挿入部位の皮膚常在菌叢の密度はCRBSIの主要なリスク因子である。内頸静脈に挿入したCVCは，鎖骨下静脈に挿入したものと比べて，CRBSIのリスクが高い。また，大腿静脈に挿入した場合も感染のリスクが高く，かつ，深部静脈血栓症のリスクも内頸静脈や鎖骨下静脈に挿入した場合よりも高い。従って，成人患者でカテーテル留置部位を決める際には，様々な要因（例：機械的合併症の可能性，鎖骨下静脈狭窄症のリスクなど）を考慮しなければならないが，感染管理上は鎖骨下静脈を選択することが望ましい。最近，末梢挿入型中心静脈カテーテル（peripherally inserted central catheter；PICC）が用いられるようになった。これは尺側皮，橈側皮，上腕の静脈に挿入し，上大静脈に留置するカテーテルで，他の部位から挿入されたCVC

よりも感染率が低いことが知られている。

Source

CDC. Guidelines for the prevention of intravascular catheter-related infections, 2011. https://www.cdc.gov/infectioncontrol/guidelines/pdf/bsi/bsi-guidelines-H.pdf

Rule 088　血管内カテーテル　挿入

中心静脈カテーテルの留置には超音波ガイドを使用する。

Comment

中心静脈カテーテルを留置するときに超音波ガイドを使用した場合，機械的合併症が大幅に減少し，標準的なランドマーク留置法と比較してカテーテル挿入の施行回数とその失敗数が減少することを示した報告がある。

Source

CDC. Guidelines for the prevention of intravascular catheter-related infections, 2011. https://www.cdc.gov/infectioncontrol/guidelines/pdf/bsi/bsi-guidelines-H.pdf

Rule 089　血管内カテーテル　挿入

中心静脈カテーテルの挿入またはガイドワイヤー交換の際には，マキシマル・バリアプリコーションを実施する。

Comment

マキシマル・バリアプリコーション（maximal barrier precaution；MBP）は，中心静脈カテーテル（CVC）や末梢挿入型中心静脈カテーテル（PICC）を挿入する際，それを実施する医療従事者は滅菌ガウン，滅菌手袋，マスク，キャップを着用し，対象患者には全身用ドレープで覆うことと定義されている。CVC 挿入時の MBP と滅菌手袋・小型ドレープを比較した無作為化対照試験では，MBP を実施したグループはカテーテルのコロニー形成の発生件数が少なかった。さらに，MBP を実施したグループでは感染症の発生時期がかなり遅くなり，原因菌はグラム陽性菌ではなくグラム陰性菌であった。別の研究では，MBP の採用の増加とともにカテーテル由来血流感染が減少したことが明らかにされている。MBP の実施によってカテーテル挿入部位の皮膚のコロニー形成が減少したとする報告もある。

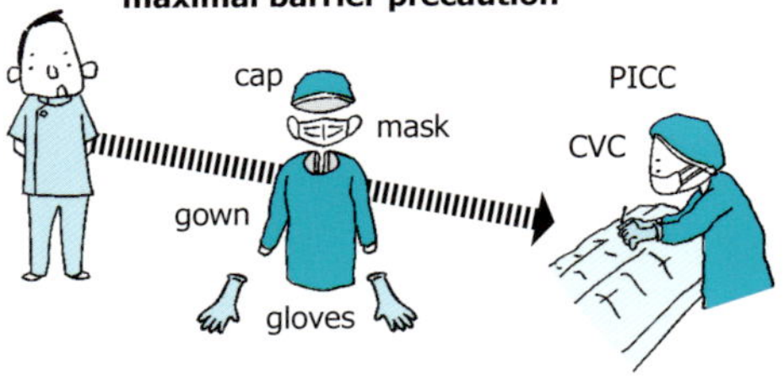

Source

CDC. Guidelines for the prevention of intravascular catheter-related infections, 2011. https://www.cdc.gov/infectioncontrol/guidelines/pdf/bsi/bsi-guidelines-H.pdf

Rule 090 血管内カテーテル　挿入

中心静脈カテーテルの挿入時とドレッシング交換時には＞0.5% クロルヘキシジン含有アルコール製剤で皮膚消毒する。

Comment

クロルヘキシジン含有製剤についてポビドンヨード，アルコールで比較した評価では，クロルヘキシジン含有によってカテーテルのコロニー形成またはカテーテル由来血流感染（CRBSI）の割合が低くなることが明らかになっている。2% クロルヘキシジン溶液は，10% ポビドンヨードまたは 70% アルコールと比較して，CRBSI を減少させるという報告もある。また，ポビドンヨードと比較して，クロルヘキシジン製剤は CRBSI のリスクを 49% 減らすことも示唆されている。これらのことから中心静脈カテーテルの挿入時やドレッシング交換時の皮膚消毒には，＞ 0.5% クロルヘキシジン含有アルコール製剤を用いることが推奨される。

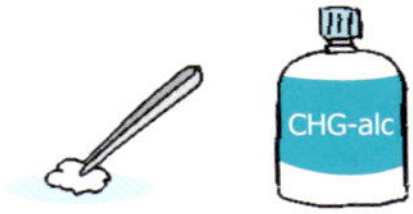

Source

CDC. Guidelines for the prevention of intravascular catheter-related infections, 2011. https://www.cdc.gov/infectioncontrol/guidelines/pdf/bsi/bsi-guidelines-H.pdf

Rule 091　血管内カテーテル　挿入

末梢静脈カテーテルの挿入時は非滅菌手袋を着用する。動脈カテーテルや中心静脈カテーテルの挿入の際には滅菌手袋を着用する。

Comment

末梢静脈カテーテルの挿入の場合，滅菌手袋は必ずしも必要ではなく，使い捨て非滅菌手袋を着用して，挿入部に触れないように操作する。動脈カテーテルや中心静脈カテーテルを挿入するときには，挿入部に触れることになるので，必ず滅菌手袋を着用する。血管内カテーテルのドレッシングを交換するときは清潔手袋か滅菌手袋のいずれかを着用する。

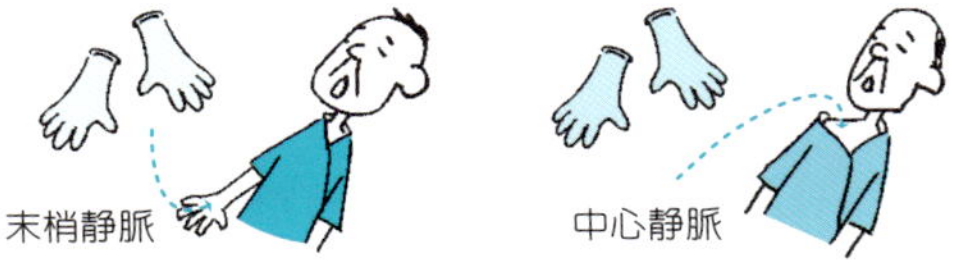

Source

CDC. Guidelines for the prevention of intravascular catheter-related infections, 2011. https://www.cdc.gov/infectioncontrol/guidelines/pdf/bsi/bsi-guidelines-H.pdf

Rule 092　血管内カテーテル　管理

カテーテル部位を覆う際は，ガーゼか透明ドレッシングのいずれかを使用する。

Comment

透明ドレッシングを使用すると，カテーテル部位を常に目視することができ，ガーゼとテープによるドレッシングほど頻繁に交換する必要がなくなる。末梢静脈カテーテルにおけるドレッシング法についての研究によると，透明ドレッシングとガーゼではカテーテルでのコロニー形成率はほぼ同等であり，静脈炎の発生には臨床的に大差はないことが示された。また，末梢静脈カテーテルを挿入している期間，透明ドレッシングをカテーテルの上に貼付しても，血栓性静脈炎のリスクを増大させないことも示されている。そのため，カテーテル部位にはガーゼか透明ドレッシングのいずれかを使用すればよいが，血液がカテーテル挿入部位から滲出している場合はガーゼが望ましい。

Source

CDC. Guidelines for the prevention of intravascular catheter-related infections, 2011. https://www.cdc.gov/infectioncontrol/guidelines/pdf/bsi/bsi-guidelines-H.pdf

MEMO

ドレッシング交換頻度について

CDC の推奨を紹介する。中心静脈カテーテル（CVC）のドレッシングはガーゼでは 2 日ごと，透明ドレッシングでは少なくとも 7 日ごとに交換する。ただし，カテーテルがズレるリスクがドレッシング交換のメリットを上回るおそれのある小児患者では，この限りではない。トンネル型または埋め込み型 CVC の挿入部位の透明ドレッシングは，挿入部位が治癒するまで，少なくとも週 1 回交換し，挿入部位の圧痛，原因不明の発熱，その他の局所感染または血流感染を示す症状がみられる場合はドレッシングを外して挿入部位の綿密な検査を行う。

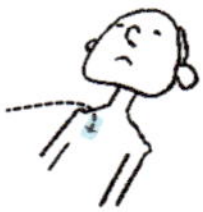

Rule 093　血管内カテーテル　管理

血管内カテーテルの固定には無縫合固定器具を使用する。

Comment

カテーテル由来血流感染（CRBSI）は，挿入部位の皮膚常在菌叢が血流に入り込むことによって引き起こされる。無縫合固定器具はカテーテル挿入部位周辺の欠損を回避し，細菌コロニー形成の程度を小さくする。また，無縫合固定器具を使用することにより，医療従事者の針刺し損傷のリスクも減らすことができる。

Source

CDC. Guidelines for the prevention of intravascular catheter-related infections, 2011. https://www.cdc.gov/infectioncontrol/guidelines/pdf/bsi/bsi-guidelines-H.pdf

Rule 094　血管内カテーテル　管理

輸液セットは，72～96 時間ごとよりも頻回にならないように交換するが，少なくとも 7 日ごとには交換する必要がある。

Comment

輸液セットのルーチン交換についての研究では，72 ～ 96 時間ごとよりも頻回にならないように交換するのが安全で費用効果の高いことが明らかにされている。微生物の増殖を助長する液体（例：脂肪乳剤，血液製剤）でなければ，輸液セットは最大 7 日間安全に使用できる。微生物の増殖を助長する液体が注入される場合，CRBSI のリスク因子となることから，輸液セットは頻繁に交換する必要がある。血液製剤や脂肪乳剤の投与に用いられた輸液ラインは点滴開始から 24 時間以内に，プロポフォールの投与に使用した輸液ラインは 6 時間または 12 時間ごとに交換する。

Source

CDC. Guidelines for the prevention of intravascular catheter-related infections, 2011. https://www.cdc.gov/infectioncontrol/guidelines/pdf/bsi/bsi-guidelines-H.pdf

MEMO

血管内カテーテルの交換頻度について

血管内カテーテルの交換頻度について CDC の推奨を紹介する。成人患者では，末梢静脈カテーテルは 72 ～ 96 時間ごとよりも頻回に交換する必要はない。小児患者では臨床的に必要なときに限り交換すればよい。CVC（PICC を含む），血液透析カテーテル，肺動脈カテーテルはルーチンの交換はしない。

Rule 095　**血管内カテーテル　管理**

中心静脈カテーテルの感染対策は 2 段階（基本手技 + 特別アプローチ）で実施する。

Comment

中心静脈カテーテル（CVC）の感染対策は 2 段階で実施する。第 1 段階として「挿入時にはマキシマル・バリアプリコーションを実施する」「皮膚消毒では>0.5% クロルヘキシジン含有アルコール製剤を使用する」「皮膚穿刺をする前には消毒部位を乾燥させる」「不要なカテーテルは迅速に抜去する」などの日常的な基本手技を実施する。第 1 段階で中心ライン関連血流感染を制御できない場合には，第 2 段階として特定の病棟や患者集団を対象に特別アプローチを実施する。特別アプローチには「消毒薬や抗菌薬を浸透させた CVC を使用する」「生後 2 ヵ月以上の患者ではクロルヘキシジン浸透ドレッシングを用いる」「消毒薬を含んだハブ / コネクターキャップ / ポートプロテクターを用いる」「抗菌薬ロックを使用する」が実施される。

2 stage approach

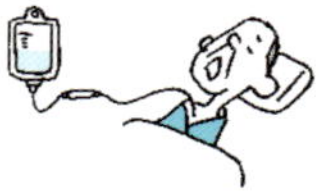

Source

SHEA/IDSA Practice recommendation：Strategy to prevent central line-associated bloodstream infections in acute care hospitals：2014 Update. Infect Control Hosp Epidemiol, 2014；35（7）；753-771

Rule 096　血管内カテーテル　カンジダ血症

カンジダ血症の患者の中心静脈カテーテルの抜去については，好中球減少のない患者では抜去する。好中球減少のある患者では必ずしも抜去することはなく，個々の状況で判断する。

Comment

カンジダ血症がみられる患者において，中心静脈カテーテル（CVC）を抜去すべきかどうかは，患者の好中球が減少しているか否かによって対応が異なる。好中球減少のない患者では，CVCはカンジダ血症の発症・持続の重要な危険因子となっている。カンジダ血症に関する最近の研究によると，カンジダ血症の治療期間のどこかのタイミングで，CVCを抜去するほうが生存に有利であることが観察されている。従って，好中球減少のない患者では，「❶CVCが感染源である可能性があり」かつ「❷CVCが安全に抜去できるならば」迅速にカテーテルを抜去する。ただし，これは患者ごとの状況にあわせて個別に決定する。一方，好中球減少のある患者では，カンジダ血症の主な感染源はCVC以外であることがほとんどであり，その感染源は消化管であることが剖検研究によって明らかとなっている。そのため，カテーテルを抜去するかどうかは個々の条件に合わせて考慮することになる。ただし，カンジダ・パラプシローシス（*Candida parapsilosis*）によるカンジダ血症では，CVCが感染源である可能性が極めて高いので早期に抜去する。

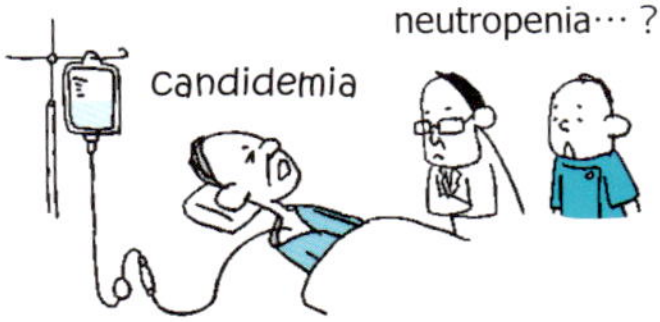

Source

Pappas PG, et al. Clinical practice guideline for the management of candidiasis：2016 Update by the Infectious Diseases Society of America. Clin Infect Dis. 2016；62（4）：e1-50. doi：10. 1093/cid/civ933.

Rule 097 **尿道留置カテーテル　尿路感染**

カテーテルの尿道留置には尿路感染を起こすリスクがある。

Comment

尿道留置カテーテルを挿入している患者にはカテーテル関連尿路感染（catheter associated urinary tract infection；CAUTI）を起こすリスクがある。CAUTI はカテーテルシステムの汚染を原因とする。病原体の尿路への侵入ルートには，尿道粘膜とカテーテルの外腔面の間隙を膀胱に向かって移動する外腔面ルートと，採尿バッグ・カテーテルと導尿チューブの接続部から侵入し，カテーテルの内腔を膀胱に向かって移動する内腔ルートがある。

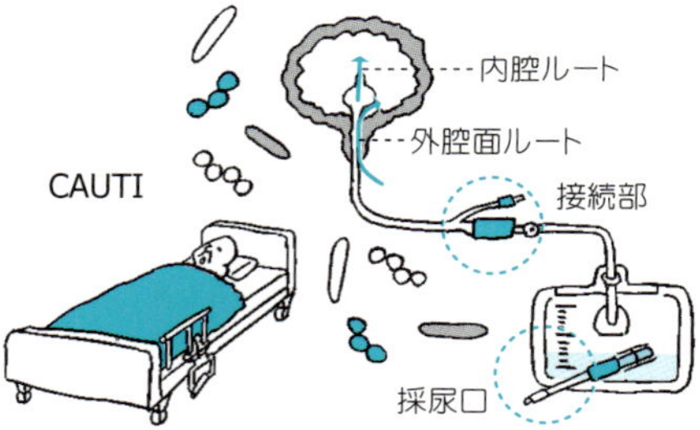

Source

CDC. Guidelines for prevention of catheter-associated urinary tract infections, 2009. https://www.cdc.gov/infectioncontrol/pdf/guidelines/cauti-guidelines.pdf

Rule 098 **尿道留置カテーテル　挿入**

尿道留置カテーテルの適正使用について熟知する。

Comment

尿失禁管理のために尿道留置カテーテルを使用することはしない。カテーテルの適応となる手術患者であっても，術後できるだけ早くカテーテルを抜去する（24 時間以内が望ましい）。尿道留置カテーテルが必要な患者には次の 6 つがあげられる。

❶急性の尿閉または膀胱出口部の閉塞がみられる患者
❷重症患者の尿量の正確な測定が必要な患者
❸特定の周術期使用の患者
- 泌尿生殖器の周辺の手術（泌尿器科手術など）が行われた患者
- 長時間の手術が予測される患者
- 術中に大量の点滴または利尿剤の投与が予測される患者
- 尿量の術中計測が必要な患者

❹尿失禁患者の仙椎部または会陰部にある開放創の治癒を促す必要のある患者
❺患者を長期に固定する必要がある患者（胸椎または腰椎が不安定，骨盤骨折など）
❻終末期ケアの快適さの改善が必要な患者

Source

CDC. Guidelines for prevention of catheter-associated urinary tract infections, 2009. https://www.cdc.gov/infectioncontrol/pdf/guidelines/cauti-guidelines.pdf

Rule 099 尿道留置カテーテル　挿入

急性期病院では無菌操作と無菌器材で尿道留置カテーテルを挿入する。非急性期施設では，間歇導尿の清潔手技は許容される。

Comment

尿道留置カテーテルを挿入する前には尿道口周囲を洗浄する。尿道口周囲の洗浄には無菌手袋，ドレープ，スポンジ，適切な消毒薬または滅菌溶液を使用し，カテーテルを挿入する際には単包使用の潤滑ゼリーを使用する。尿道留置カテーテルは，急性期病院でも非急性期施設でも使用されるが，それぞれ尿道留置カテーテル挿入時の無菌性が異なる。急性期病院では，無菌操作と無菌器材を使って尿道留置カテーテルを挿入する。一方，非急性期施設においては，間歇導尿の清潔手技（非無菌手技）は許容される。特に長期間にわたり間歇導尿を必要とする患者においては，清潔手技が実践的である。

Source

CDC. Guidelines for prevention of catheter-associated urinary tract infections, 2009. https://www.cdc.gov/infectioncontrol/pdf/guidelines/cauti-guidelines.pdf

Rule 100　尿道留置カテーテル　挿入

尿道留置カテーテルは最小径のカテーテルを使用し，挿入後は適切に固定する。

Comment

尿道留置カテーテルを使用する場合は，膀胱頸部および尿道の外傷を最小限にするため，十分な排尿を確保でき，可能な限り最小径のカテーテルを使用する。移動や尿道の牽引を防止するために，挿入後は尿道留置カテーテルを適切に固定する。

Source

CDC. Guidelines for prevention of catheter-associated urinary tract infections, 2009. https://www.cdc.gov/infectioncontrol/pdf/guidelines/cauti-guidelines.pdf

Rule 101　尿道留置カテーテル　挿入

特定の患者では，尿道留置カテーテルよりも間歇導尿法のほうが望ましい。

Comment

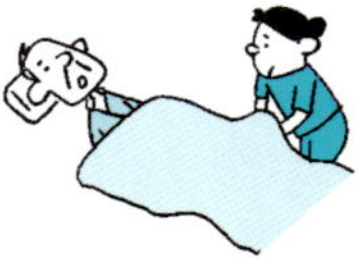

特定の患者（脊髄損傷，排尿機能障害，髄膜脊髄瘤および神経因性膀胱）においては尿道留置カテーテルよりも間歇導尿法を利用したほうが有益であることを示した研究がある。この研究では間歇導尿法により症候性尿路感染および細菌尿が減少したが，術後患者の尿閉の危険性は増加した。そのため間歇導尿法を用いる場合は，膀胱の過膨張を予防するために定期的に導尿する，携帯超音波装置を用いて間歇導尿患者の尿量を測定し，

不要なカテーテル挿入を減らす，といったことも大切である。

Source

CDC. Guidelines for prevention of catheter-associated urinary tract infections, 2009. https://www.cdc.gov/infectioncontrol/pdf/guidelines/cauti-guidelines.pdf

Rule 102　尿道留置カテーテル　管理

閉鎖式導尿システムを使用する場合には膀胱洗浄以外は接合部を引き離さない。

Comment

カテーテルが組み込まれた導尿システムについては閉鎖式と開放式がある。閉鎖式導尿システムはカテーテルとチューブの接合部があらかじめ接続されシールされている導尿システムであり，接合部からの病原体の侵入を防ぐことができるため，最近は閉鎖式が好まれて使用されている。閉鎖式導尿システムを使用する場合には，閉鎖式を維持するために，膀胱洗浄以外には接合部を引き離さない。無菌操作が破綻したり，接続が切断されたり，漏れが起きた場合は，無菌操作と滅菌器具を使って閉鎖式導尿システムを交換する。

Source

CDC. Guidelines for prevention of catheter-associated urinary tract infections, 2009. https://www.cdc.gov/infectioncontrol/pdf/guidelines/cauti-guidelines.pdf

Rule 103　尿道留置カテーテル　管理

尿道留置カテーテルや採尿バッグは定期的に交換しない。

Comment

尿道留置カテーテルや採尿バッグを定期的に交換してもカテーテル関連尿路感染（CAUTI）の予防にはならないというエビデンスがある。ナーシングホーム居住者についての研究では，閉塞または感染がみられたときだけのカテーテル交換と比較して，月１回の定期交換が症候性尿路感染を減らすということはなかった。在宅ケア患者についての研究では，月１回よりも頻回にカテーテルを交換すると，症候性尿路感染の危険性がむしろ増加することが確認された。尿道留置カテーテルや採尿バッグは，尿路感染や尿閉塞がみられたとき，あるいは閉鎖式導尿システムが損なわれたときには交換する必要があるが，定期的な交換は必要ない。

Source

CDC. Guidelines for prevention of catheter-associated urinary tract infections, 2009. https://www.cdc.gov/infectioncontrol/pdf/guidelines/cauti-guidelines.pdf

Rule 104 尿道留置カテーテル　管理

採尿バッグは汚染しないように適切に取り扱う。

Comment

逆行性感染を防止するために採尿バッグが微生物汚染しないようにすることは極めて重要である。まず，採尿バッグは床に触れないようにセットしなければならない。そして，採尿の際は患者ごとに異なる清潔な採尿容器を用いて尿を採り出し，定期的に採尿バッグを空にする。未滅菌の採尿容器と排尿口が接触しないようにすることも大切である。採尿バッグは常に膀胱レベルよりも低い位置で維持しなければならない。

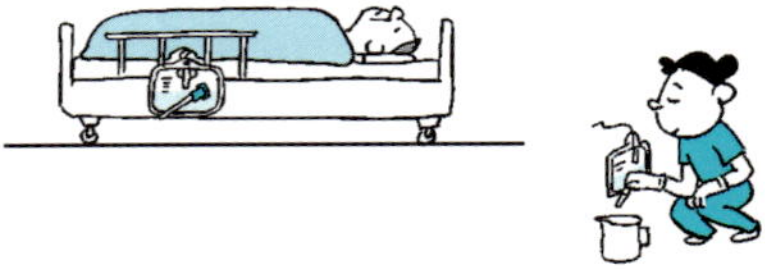

Source

CDC. Guidelines for preventing health-care-associated pneumonia, 2003. https://www.cdc.gov/infectioncontrol/guidelines/pdf/guidelines/healthcare-associated-pneumonia.pdf

Rule 105 尿道留置カテーテル　管理

尿道留置カテーテルの抜去前にカテーテルをクランプする必要はない。

Comment

尿道留置カテーテル抜去前のクランプには有益性がないことを示した研究がある。72 時間にわたる自由排尿とクランプ後の排尿法を比較した研究によると，クランプすることによって細菌尿の危険性が増大することが示されている。従って，抜去前に尿道留置カテーテルをクランプする必要はない。また，カテーテルや導尿チューブが折れ曲がらないようにすることも大切である。

Source

CDC. Guidelines for prevention of catheter-associated urinary tract infections, 2009. https://www.cdc.gov/infectioncontrol/pdf/guidelines/cauti-guidelines.pdf

Rule 106 尿道留置カテーテル　管理

尿路感染を予防する目的で尿道周囲を消毒することはしない。

Comment

尿道留置カテーテルを挿入した患者に対してカテーテル関連尿路感染（CAUTI）を予防する目的で尿道周囲を消毒薬で消毒する必要はない。毎日の入浴やシャワー時の尿道表面の洗浄などの日常的な衛生管理ができていれば十分である。

Source

CDC. Guidelines for prevention of catheter-associated urinary tract infections, 2009. https://www.cdc.gov/infectioncontrol/pdf/guidelines/cauti-guidelines.pdf

Rule 107 尿道留置カテーテル　カンジダ尿

尿道留置カテーテルの挿入患者にカンジダ尿がみられても，症状がなければ保菌であるためカテーテルを抜去するだけでよい。

Comment

カンジダ尿を呈することの多い患者には，高齢者や女性であることや，糖尿病，留置尿器具，抗菌薬投与，外科手術の既往などがある。症状がなければ，カンジダ尿のほとんどは保菌であるため尿道留置カテーテルを抜去することでカンジダ尿の駆逐には十分である。また，患者がカンジダ播種のハイリスクでなければ抗真菌薬による治療は推奨されない。ハイリスク患者には「好中球減少患者」「超低体重児（<1,500g）」「泌尿器処置が予定されている患者」がある。カンジダ尿は基礎疾患が重症であることを示しているが，直接死亡を引き起こすことはない。好中球減少患者をケアする多くの医師は，カンジダ尿が侵襲性カンジダ症を示唆している可能性を考え，発熱とカンジダ尿のある患者を治療している。しかし，最近の研究では，こうした患者のカンジダ尿もカンジダ血症などの合併症を引き起こさなかったことが示されている。

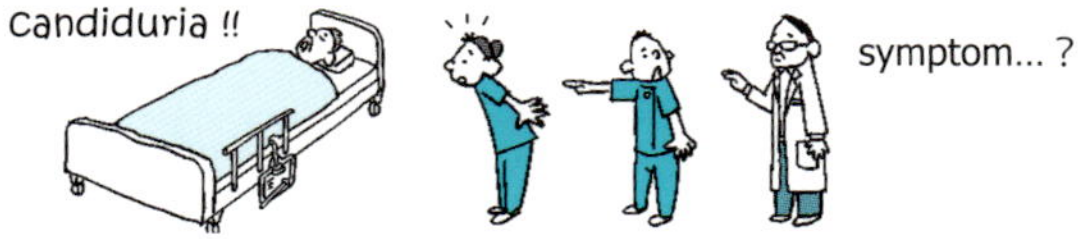

Source

Pappas PG, et al. Clinical practice guideline for the management of candidiasis：2016 Update by the Infectious Diseases Society of America. Clin Infect Dis. 2016；62(4)：e1-50. doi：10.1093/cid/civ933.

Rule 108　**尿道留置カテーテル　カンジダ尿**

尿道留置カテーテルの挿入患者にカンジダ尿がみられ，症状があれば尿路感染の可能性があるので，カテーテルを抜去する。

Comment

カンジダ尿がみられ症状のある患者については，尿道留置カテーテルを抜去することが強く推奨される。一般に，カンジダの尿路感染症は 2 つの異なる経路によって発症する。ひとつは細菌性尿路感染と似ており，下部尿路系で始まって上行性感染し，膀胱炎や腎盂腎炎の症状がみられる。もう一つの感染経路はカンジダ血症の患者において血行性に腎臓に播種するものである。こうした患者では尿路の症状はなく，カンジダ血症として治療される。

Source

Pappas PG, et al. Clinical practice guideline for the management of candidiasis：2016 Update by the Infectious Diseases Society of America. Clin Infect Dis. 2016；62(4)：e1-50. doi：10.1093/cid/civ933.

Rule 109　人工呼吸器　肺炎

呼吸器回路は使用期間を根拠としたルチーンな交換はしない。肉眼的に汚れがあるか機械的に不調な場合に交換すればよい。

Comment

呼吸器回路の交換についての様々な研究により，交換頻度を「8～16時間ごとから24時間ごと」「24時間ごとから48時間ごと」「48時間ごとから7日ごと」「7日ごとから無期限」と延長しても，人工呼吸器関連肺炎（ventilator associated pneumonia；VAP）は増加しないことが示されている。むしろ，2日ごとに交換した患者のほうが7日ごとまたは30日ごとに交換した患者よりもVAPを発生する危険性が3倍高かった。従って，呼吸器回路は使用期間を根拠としたルチーンな交換はしないことが推奨される。肉眼的に汚れが確認できるか機械的に不調な場合に交換すればよい。

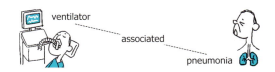

Source

CDC. Guidelines for preventing health-care-associated pneumonia, 2003. https://www.cdc.gov/infectioncontrol/guidelines/pdf/guidelines/healthcare-associated-pneumonia.pdf

Rule 110 人工呼吸器 肺炎

呼吸器回路の結露は，気管・気管支に流れ込まないように定期的に捨てる。結露の取り扱い時は手袋を着用する。

Comment

呼吸器回路の結露は患者の口腔咽頭由来の細菌によって急速に汚染する。吸入回路の 33% は 2 時間未満の使用で患者の口腔咽頭の細菌に汚染し，24 時間では 80% に汚染がみられると報告した研究がある。呼吸器回路を動かしてしまうような処置（吸引，呼吸器設定の調整など）によって気管・気管支への結露の流入が起き，肺炎の危険性を増加させる。従って，気管・気管支への流入を防ぐために結露は定期的に捨てることが大切である。また，結露に含まれる微生物は医療従事者の手指を介して他の患者に伝播してしまうため，結露を取り扱う際は手袋を着用し，処置後は必ず手指衛生を行うことが重要である。

Source

CDC. Guidelines for preventing health-care-associated pneumonia, 2003. https://www.cdc.gov/infectioncontrol/guidelines/pdf/guidelines/healthcare-associated-pneumonia.pdf

Rule 111 人工呼吸器 肺炎

声門下域に溜まった気管支分泌物をドレナージするときは背面ルーメンを付属した気管チューブを用いる。

Comment

気管チューブのカフの周囲の漏れによって，細菌を含んだ分泌物（声門の下かつ気管チューブのカフの上に溜まっている）が下気道に直接入り込んでしまう。声門下域の分泌物をドレナージできる背面ルーメンを備えた気管チューブと一般的な気管チューブとで効果を比較した研究で，声門下分泌物の間歇的なドレナージ（1 時間ごと）は人工呼吸器関連肺炎（VAP）の発症を遅らせるばかりか，VAP を減少させたとする結果が得られた。このことより，声門下域に溜まった気管支分泌物をドレナージできる気管チューブを用いることが推奨される。また，抜管するときに気管チューブのカフの空気を抜く前ならびにチューブを動かす前には分泌液をチューブのカフの上から確実に取り除くとよい。

Source

CDC. Guidelines for preventing health-care-associated pneumonia, 2003. https://www.cdc.gov/infectioncontrol/guidelines/pdf/guidelines/healthcare-associated-pneumonia.pdf

MEMO

気管内吸引カテーテルについて

気管内吸引カテーテルは微生物を患者の下気道に持ち込んでしまうことがある。開放式の単回使用カテーテルシステムと閉鎖式の多回使用カテーテルシステムがあるが，開放式システムの吸引においては滅菌済みの単回使用カテーテルを用いる。カテーテルを患者の下気道に再挿入する場合，吸引カテーテルから分泌物を取り除く際は滅菌水のみを用いる。

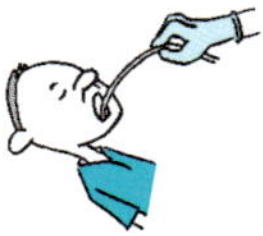

Rule 112　**人工呼吸器**

気管内挿管の必要性と期間を減らすために非侵襲的陽圧換気療法を積極的に用いる。

Comment

非侵襲的陽圧換気療法（noninvasive positive pressure ventilation；NPPV）は挿管の必要性や期間を減らすことが示されており，特に慢性閉塞性肺疾患の増悪による急性呼吸不全の患者の生存率を向上させた。それ故，医学的に禁忌でなければ，呼吸不全であって緊急の挿管の必要のない患者には気管内挿管の代わりにNPPVを行う。また，気管内挿管の期間を短縮するために（人工呼吸からの）離脱過程の一部として，NPPVを用いることができる。人工呼吸器が取り外された患者から気管チューブを抜去した直後に再度挿管することは肺炎の危険因子であることが示されているが，NPPVを用いれば，その危険性を減らすことができる。

Source

CDC. Guidelines for preventing health-care-associated pneumonia, 2003. https://www.cdc.gov/infectioncontrol/guidelines/pdf/guidelines/healthcare-associated-pneumonia.pdf

Rule 113　人工呼吸器

ネブライザーは細菌汚染しないように管理する。毎日，滅菌または高水準消毒を実施し，滅菌水のみを使用する。

Comment

細菌汚染のあるネブライザーで作り出されたエアロゾルを吸入することによって，菌は患者の下気道に侵入する。過去に発生した病院内での肺炎のアウトブレイク事例において汚染したネブライザーを原因とするものがあった。グラム陰性桿菌（シュードモナス属，レジオネラ属など）や非結核性抗酸菌はネブライザー溶液内で高濃度に増殖でき，器具の使用者が肺炎を発症する危険性を増加させている。従って，ネブライザーには滅菌水（蒸留水でも未滅菌でもない）を用いることが大切である。

Source

CDC. Guidelines for preventing health-care-associated pneumonia, 2003. https://www.cdc.gov/infectioncontrol/guidelines/pdf/guidelines/healthcare-associated-pneumonia.pdf

Rule 114　手術　感染

手術部位感染は感染の深達度によって3つに分類される。

Comment

手術中の細菌汚染が原因となって発生する術野の感染を手術部位感染（surgical site infection；SSI）と言う。SSIには，感染の深達度によって表層切開創SSI，深部切開創SSI，臓器/体腔SSIに分けられる。「表層切開創 SSI」は皮膚および皮下組織の感染，「深部切開創 SSI」は深部軟部組織（筋膜と筋層）の感染，「臓器／体腔 SSI」は手術した臓器の感染である。

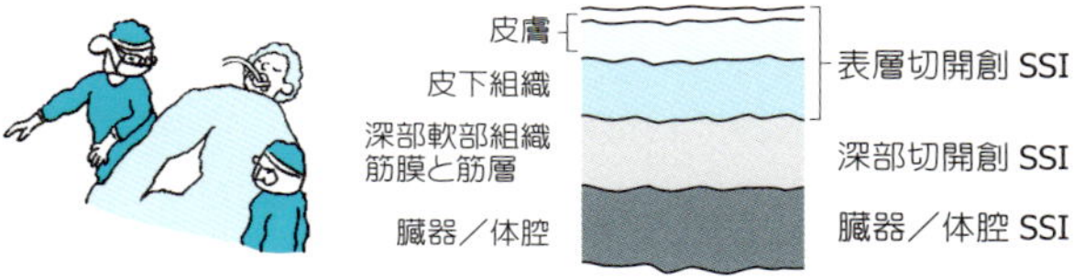

Source

CDC. Guideline for prevention of surgical site infection, 1999. https://www.cdc.gov/hai/pdfs/ssiguidelines.pdf

Rule 115　手術　感染　予防抗菌薬

予防抗菌薬は皮膚切開時に血中および組織内で確実に殺菌濃度に達するタイミングで投与する。

Comment

CDC は 1999 年に公開した手術部位感染（SSI）防止のためのガイドラインにて SSI を防止するために「予防抗菌薬は手術中に最も汚染が予測される菌に有効な抗菌スペクトラムを持つ薬を使用する。そして，皮膚切開時にその抗菌薬が血中および組織内で確実に殺菌濃度に達するよう，タイミングを見計らって最初の注入を行う」としている。

Source

CDC. Guideline for prevention of surgical site infection, 1999. https://www.cdc.gov/hai/pdfs/ssiguidelines.pdf

Rule 116　手術　感染　予防抗菌薬

手術前の予防抗菌薬は切開前の 1 時間以内に開始する。

Comment

CDC の SSI 防止のためのガイドライン（2017 年）では抗菌薬

投与のタイミングは指定していないが，米国医療薬剤師会（ASHP）（2013 年），米国医療疫学学会（SHEA）（2014 年），米国外科学会 & 米国外科感染症学会（ACS & SIS）（2017 年）の各種ガイドラインでは切開前 1 時間以内の投与開始を推奨している。世界保健機関（WHO）のガイドライン（2016 年）は切開前 2 時間以内の投与を推奨しているが，半減期の短い抗菌薬（セファゾリンやペニシリンなど）では切開前 60 分未満での投与を，バンコマイシンとフルオロキノロンは 1 ～ 2 時間以上かけた投与を推奨している。帝王切開では皮膚切開の前に適切な予防抗菌薬を投与する。

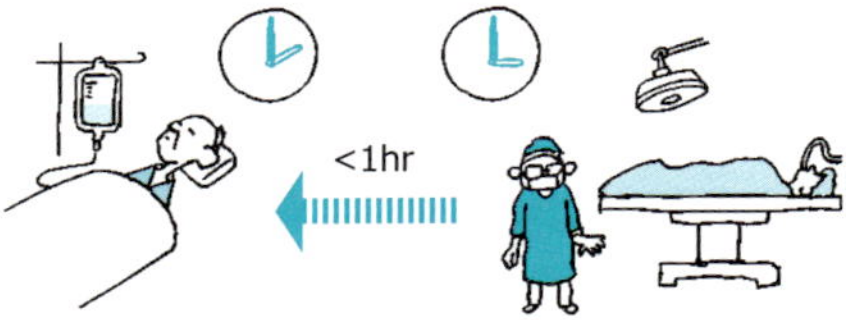

Source

CDC. Guideline for the prevention of surgical site infection, 2017 https://www.cdc.gov/infectioncontrol/guidelines/ssi/index.html

ASHP. Clinical practice guidelines for antimicrobial prophylaxis in surgery. Am J Health-Syst Pharm 70, 2013,195-283.

SHEA. Strategies to prevent surgical site infections in acute care hospitals：2014. Infect Control Hosp Epidemiol. 35,2014, 605–627.

ACS & SIS. Surgical site infection guidelines, 2016 Update. J Am Coll Surg. 224, 2017, 59-74.

WHO. Global guidelines for the prevention of surgical site infection, 2016. http://www.who.int/gpsc/global-guidelines-web.pdf

Rule 117　手術　感染　予防抗菌薬

閉創後は予防抗菌薬の投与はしない。

Comment

WHO の SSI 予防のためのガイドライン（2016 年）は予防抗菌薬について「手術部位が手術中の汚染に曝露する前に，抗菌薬を投与することによって，SSI を防ぐ。予防抗菌薬は手術後の汚染によって引き起こされる SSI の予防を目的としない」とし，閉創後は抗菌薬を投与しないこととしている。ACS & SIS（2017 年）および CDC（2017 年）のガイドラインでも WHO（2016 年）と同様に閉創後は予防抗菌薬の投与はしないとしている。CDC のガイドライン（2017 年）は「コルチコステロイドや免疫抑制剤が全身投与されている人工関節置換術の患者であっても，清潔および準清潔の手術では，閉創したあとはドレーンが留置されていても，予防抗菌薬を追加投与しない」としている。

Source

WHO. Global guidelines for the prevention of surgical site infection, 2016. http://www.who.int/gpsc/global-guidelines-web.pdf

ACS & SIS. Surgical site infection guidelines, 2016 Update. J Am Coll Surg. 224, 2017, 59-74.

CDC. Guideline for the prevention of surgical site infection, 2017. https://www.cdc.gov/infectioncontrol/guidelines/ssi/index.html

Rule 118　手術　周術期管理

手術室では人の動きを制限する。

Comment

手術室の空気には微生物，埃，エアロゾル，糸くず，皮膚の落屑，呼吸器飛沫が含まれている可能性がある。手術室の空気中の微生物のレベルは部屋の中で動き回る人の数に比例する。手術中の手術室での人の動きを制限すると，コアグラーゼ陰性ブドウ球菌の感染率が低くなるため，手術中は人の動きを最小にする努力が必要である。

Source

CDC. Guidelines for environmental infection control in health-care facilities, 2013. https://www.cdc.gov/infectioncontrol/pdf/guidelines/environmental-guidelines.pdf

Rule 119 手術 感染 周術期管理

周術期は糖尿病の有無にかかわらず，血糖値を 200mg/dL 未満にする。

Comment

血糖コントロールは，手術部位感染（SSI）を減らす重要な対策である。CDC のガイドライン（2017 年）は糖尿病の有無にかかわらず，血糖値を 200mg/dL 未満にすることを推奨した。HbA1c についての記述はなかった。SHEA のガイドライン（2014 年）は糖尿病の有無にかかわらず，血糖値は 180mg/dL とし，HbA1c も 7% 未満にするように勧告している。ACS & SIS のガイドライン（2017 年）は糖尿病の有無にかかわらず，血糖値を 110 ～ 150mg/dL にするように勧告し，心臓手術については 180mg/dL 未満にすることとしている。周術期の血糖コントロールは長期よりも短期のほうが重要であるということで，HbA1c については目標値を設定していない。

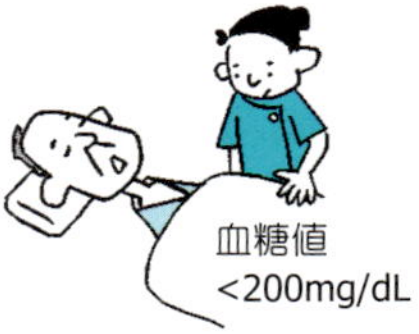

Source

CDC. Guideline for the prevention of surgical site infection, 2017. https://www.cdc.gov/infectioncontrol/guidelines/ssi/index.html

SHEA. Strategies to prevent surgical site infections in acute care hospitals：2014. Infect Control Hosp Epidemiol. 35, 2014, 605–627.

ACS & SIS. Surgical site infection guidelines, 2016 Update. J Am Coll Surg. 224, 2017, 59-74.

Rule 120 手術 周術期管理

患者は手術前日には石鹸または消毒薬を用いたシャワーや入浴をする。

Comment

CDC の SSI 防止のためのガイドライン（2017 年）は石鹸（抗菌性もしくは非抗菌性）または消毒薬を用いたシャワーや入浴を

推奨しているが，どの消毒薬を用いるべきかについては記載していない。ACS & SIS（2017 年）のガイドラインはクロルヘキシジングルコン酸塩による手術前入浴について記述しているが，手術前入浴は皮膚表面の病原体の濃度を減らすものの，SSI を減らすということは示されていないと記載している。クロルヘキシジングルコン酸塩は最大効果を得るためには皮膚を乾燥させる必要があるため，入浴はその効果を減弱させている可能性がある。

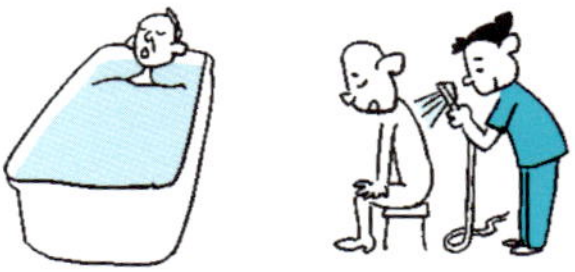

Source

CDC. Guideline for the prevention of surgical site infection, 2017. https://www.cdc.gov/infectioncontrol/guidelines/ssi/index.html

ACS & SIS. Surgical site infection guidelines, 2016 Update. J Am Coll Surg. 224, 2017, 59-74.

Rule 121　手術　周術期管理

手術前の皮膚はアルコールベースの消毒薬にて消毒する。

Comment

ACS & SIS のガイドライン（2017 年）は禁忌（火災被害，粘膜，角膜，耳などの表面など）でなければ，皮膚消毒にはアルコール含有の消毒薬を推奨している。もし，消毒薬にアルコールを含有できなければ，ヨードではなく，クロルヘキシジングルコン酸塩を用いることを推奨している。WHO のガイドライン（2016 年）もまた，アルコールベースの消毒薬を推奨している。

Source

ACS & SIS. Surgical site infection guidelines, 2016 Update. J Am Coll Surg. 224, 2017, 59-74.

WHO. Global guidelines for the prevention of surgical site infection, 2016. http://www.who.int/gpsc/global-guidelines-web.pdf

Rule 122　手術　周術期管理

手術前のアルコール消毒薬による皮膚消毒では引火に注意する。

Comment

WHO のガイドライン（2016 年）は，術前の皮膚のアルコール消毒に関して「皮膚を通した電気透熱療法（超短波・超音波・電流などで温める方法）を行う場合，アルコール溶液が発火する恐れがあるため，皮膚を消毒したら蒸発させて乾燥させる。ドレープがアルコールでずぶ濡れにならないようにする。アルコール溶液が手術中に患者の下に溜まらないようにする」と記述している。

Source

WHO. Global guidelines for the prevention of surgical site infection, 2016. http://www.who.int/gpsc/global-guidelines-web.pdf

Rule 123　手術　感染　周術期管理

手術中および手術直後は FIO_2 を増加させる。

Comment

CDC のガイドライン（2017 年）は周術期の FIO_2（吸入気の酸素濃度）について特に指定していない。WHO のガイドライン（2016 年）は「手術のために気管内挿管をして全身麻酔を受ける成人患者には術中は $FIO_2$80% の投与を推奨し，可能であれば，手術部位感染（SSI）の危険性を減らすために手術直後の 2 ～ 6 時間も投与する」としている。ACS & SIS のガイドライン（2017 年）もまた，$FIO_2$80% と 30% を比較し，FiO_2 80% は SSI を低下させることから全身麻酔下の手術中および手術直後に FiO_2 80% を推奨している。

Source

CDC. Guideline for the prevention of surgical site infection, 2017. https://www.cdc.gov/infectioncontrol/guidelines/ssi/index.html

WHO. Global guidelines for the prevention of surgical site infection, 2016. http://www.who.int/gpsc/global-guidelines-web.pdf

ACS & SIS. Surgical site infection guidelines, 2016 Update. J Am Coll Surg. 224, 2017, 59-74.

Rule 124 **手術　感染　周術期管理**

手術部位感染の予防のためにヨウ素系消毒薬にて深部もしくは皮下組織を手術中に潅流する。

Comment

CDCのガイドライン（2017年）は，ヨウ素系消毒薬（ポビドンヨードなど）の毒性について「3件の高レベルのエビデンスが危険性は高くないことを示している」「2件の研究の中等度レベルのエビデンスによって創部治癒に問題はないことが示されている」と記述し，SSIの予防のためにヨウ素系消毒薬にて深部もしくは皮下組織を術中に潅流することを推奨した。ただし，不潔もしくは汚染の腹部手術においてはヨウ素系消毒薬での術中潅流は必要ないとしている。SHEA（2014年）およびWHOのガイドライン（2016年）も同様にヨウ素系消毒薬の潅流を推奨しているが，英国国立医療技術評価機構（NICE）（2019年）は推奨していない。

Source

CDC. Guideline for the prevention of surgical site infection, 2017. https://www.cdc.gov/infectioncontrol/guidelines/ssi/index.html

SHEA. Strategies to prevent surgical site infections in acute care hospitals：2014. Infect Control Hosp Epidemiol. 35, 2014, 605–627.

WHO. Global guidelines for the prevention of surgical site infection, 2016. http://www.who.int/gpsc/global-guidelines-web.pdf

NICE guideline：Surgical site infections：prevention and treatment. https://www.nice.org.uk/guidance/ng125/resources/surgical-site-infections-prevention-and-treatment-pdf-66141660564421

Rule 125 **手術　感染　周術期管理**

手術部位感染の予防にトリクロサンコーティング縫合糸を使用する。

Comment

過去のガイドラインは，抗菌縫合糸を使用することを推奨してこなかった。しかし現在は，数多くの研究が抗菌縫合糸の使用によって手術部位感染（SSI）が減少することを示している。そのため，抗菌縫合糸についての勧告はガイドラインが公開された時期によって異なっている。SHEA（2014 年）は抗菌縫合糸の使用を推奨していないが，WHO（2016 年），ACS & SIS（2017 年），CDC（2017 年）は抗菌縫合糸の使用を推奨している。WHO（2016 年）は手術のタイプにかかわらず抗菌縫合糸の使用を推奨し，ACS & SIS（2017 年）は清潔および清潔 - 汚染の腹部症例には抗菌縫合糸を推奨している。CDC（2017 年）は SSI を予防する目的で抗菌縫合糸の使用を考慮に入れるべきとしている。NICE（2019 年）もまた，すべてのタイプの閉創における選択肢としてトリクロサンコーティング縫合糸を考慮すべきであるとし，特に小児手術で使用することを強調している。

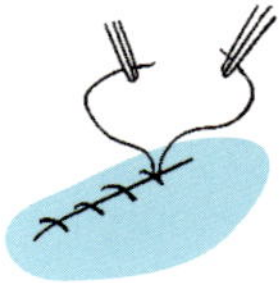

Source

SHEA. Strategies to prevent surgical site infections in acute care hospitals：2014. Infect Control Hosp Epidemiol. 35, 2014, 605–627.

WHO. Global guidelines for the prevention of surgical site infection, 2016. http://www.who.int/gpsc/global-guidelines-web.pdf

ACS & SIS. Surgical site infection guidelines, 2016 Update. J Am Coll Surg. 224, 2017, 59-74.

CDC. Guideline for the prevention of surgical site infection, 2017. https://www.cdc.gov/infectioncontrol/guidelines/ssi/index.html

NICE guideline：Surgical site infections：prevention and treatment. https://www.nice.org.uk/guidance/ng125/resources/surgical-site-infections-prevention-and-treatment-pdf-66141660564421

Rule 126　透析

バスキュラーアクセスへの穿刺では，手指衛生と個人防護具の着用を徹底する。

Comment

透析室は血液飛散が頻繁にみられる医療区域であり，常に B 型肝炎ウイルス（hepatitis B virus；HBV）などの血液媒介病原体に曝露する危険性を有している。そのため穿刺や抜針などの血液が飛散する処置を行う医療従事者は，事前にアルコール手指消毒薬で手指衛生をした上で，血液曝露から防護するためにディスポーザブルの非透水性ガウンかプラスチックエプロン，サージカルマスク，ゴーグルかフェイスシールド，ディスポーザブルの手袋といった個人防護具を必ず着用する。

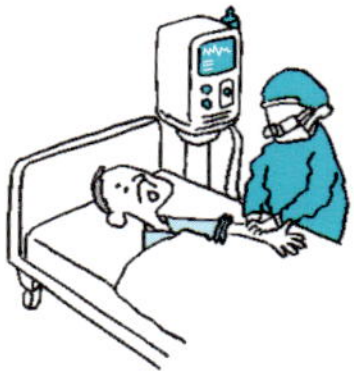

Source

CDC. Recommendations for preventing transmission of infections among chronic hemodialysis patients. http://www.cdc.gov/mmwr/PDF/rr/rr5005.pdf

日本透析医会．透析施設における標準的な透析操作と感染予防に関するガイドライン（四訂版）. http://http://www.touseki-ikai.or.jp/htm/07_manual/doc/20150512_infection_guideline_ver4.pdf

Rule 127 透析

バスキュラーアクセスへの皮膚消毒には有効性のある適切な消毒薬を使用する。

Comment

シャント穿刺においては，透析患者の皮膚常在菌や一過性の付着菌が穿刺に伴って患者体内に入り込まないよう，事前に適切な皮膚消毒がなされなければならない。使用する消毒薬は，一般細菌に有効かつ即効性と持続活性（透析実施中の３～４時間程度）を有するもので，＞0.5％クロルヘキシジングルコン酸塩含有アルコール，10％ポビドンヨード，消毒用エタノール，70％イソプロパノールのいずれかが推奨される。

Source

日本透析医会．透析施設における標準的な透析操作と感染予防に関するガイドライン（四訂版）. http://http://www.touseki-ikai.or.jp/htm/07_manual/doc/20150512_infection_guideline_ver4.pdf

Rule 128 サーベイランス

医療関連感染の発生率を監視し，感染率を把握しておく。

Comment

医療関連感染の実態や対策の成果を把握するためには，効果的で予防的な介入を実施することが可能で，かつ疫学的に重要な感染性病原体による医療関連感染の発生率について日常的に監視（サーベイランス）を行うことが必要である。サーベイランスから収集された情報は，医療施設内で伝播している感染性病原体の検出に活用する。

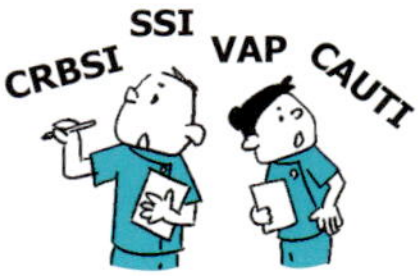

Source

CDC. Guideline for isolation precautions：Preventing transmission of infectious agents in healthcare settings, 2007. https://www.cdc.gov/infectioncontrol/pdf/guidelines/isolation-guidelines-H.pdf

Rule 129 サーベイランス

感染症のサーベイランスには疫学的原則を適用する。

Comment

サーベイランスを実施するにあたり，標準化された感染症の定義を用いることが重要である。データは，（入手可能な場合は）検査に基づいたものを用いる。伝播率の増加を示唆する可能性のある傾向を特定するためにデータを分析する。医療関連感染の発生率と罹患率の傾向，予測される危険因子，予防のための方策とその影響に関する情報を組織管理者にフィードバックする。

Source

CDC. Guideline for isolation precautions: Preventing transmission of infectious agents in healthcare settings, 2007. https://www.cdc.gov/infectioncontrol/pdf/guidelines/isolation-guidelines-H.pdf

Rule 130 サーベイランス

疫学的に重要な病原体の発生率と有病率の地域的傾向に関する情報を収集し，定期的に検討する。

Comment

施設内の病原体の伝播に影響する可能性が高く，疫学的に重要な病原体（インフルエンザウイルス，RS ウイルス，百日咳菌，MRSA，バンコマイシン耐性腸球菌〔VRE〕など）の発生率と有病率の地域的傾向（他の医療施設におけるものも含む）に関する情報を収集し，定期的に検討を行う。

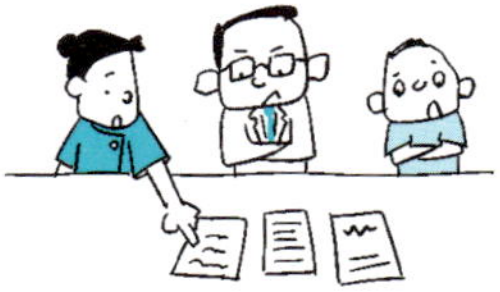

Source

CDC. Guideline for isolation precautions: Preventing transmission of infectious agents in healthcare settings, 2007. https://www.cdc.gov/infectioncontrol/pdf/guidelines/isolation-guidelines-H.pdf

MEMO

サーベイランスと感染率について

ある特定の条件下にある集団内の感染症の発生率を感染率と言う。感染率を算出するために必要なデータを収集するのが，サーベイランスである。

例）中心ライン関連血流感染

$$\textbf{感染率} = \frac{\text{血流感染発生数}}{\text{中心静脈カテーテル使用延べ日数}} \times 1{,}000$$

⬇

デバイス使用 1,000 日当たりの感染率

分子は感染症の発生件数であり，保菌状態は含まない。分母は調査対象となる医療関連感染への曝露が想定される調査対象全数の場合もあれば，調査対象者全員のデバイス使用延べ日数（1,000 日当たり換算）の場合もあり，分母の設定はサーベイランスによって異なる点に注意が必要である。

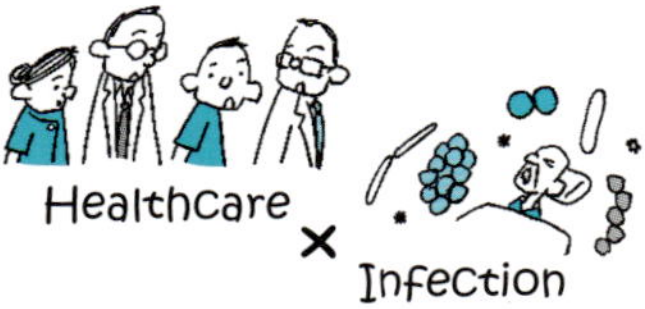

Rules of infection control and prevention

Category 7

消毒・滅菌

Disinfection・Sterilization

Rule 131　滅菌・消毒・洗浄

消毒薬に対する微生物の耐性機構は様々である。

Comment

微生物が有する消毒薬への耐性メカニズムは様々である。抗酸菌は蝋様の細胞壁によって消毒薬の侵入を阻止している。グラム陰性桿菌では外膜が消毒薬の取り込みのバリアとなっている。芽胞は被膜および皮質がバリアとして機能する。プリオンを除いて，芽胞が消毒薬に最も耐性である。

Source

CDC. Guideline for disinfection and sterilization in healthcare facilities, 2008. https://www.cdc.gov/infectioncontrol/pdf/guidelines/disinfection-guidelines.pdf

Rule 132　滅菌・消毒・洗浄

滅菌・消毒・洗浄について理解する。

Comment

「滅菌」は芽胞を含むすべての微生物を破壊する過程であり，物理的，化学的な方法（高圧蒸気滅菌法や過酸化水素ガスプラズマ法など）がある。「消毒」はほぼすべての微生物を破壊するが，芽胞などについては必ずしも除去するというわけではない。高水準消毒薬（グルタラール，フタラール，過酢酸など）はすべての微生物を殺滅するが，大量の芽胞が存在すれば一部残存の可能性がある。中水準消毒薬（次亜塩素酸ナトリウム，アルコール，ポビドンヨードなど）は抗酸菌，増殖型細菌，ほとんどのウイルスや真菌を殺滅するが，芽胞形成菌に対しては必ずしもその限りではない。低水準消毒薬（クロルヘキシジングルコン酸塩，ベンザルコニウム塩化物など）はほとんどの増殖型細菌，真菌やウイルスの一部を殺滅できる。「洗浄」は洗剤や界面活性剤にて汚れを洗い落とし，水でリンスする物理的な方法によって表面から多数の微生物を除去する。洗浄，消毒，滅菌は器具の用途によって決定され，どの患者（感染者，非感染者）に用いたかには左右されない。

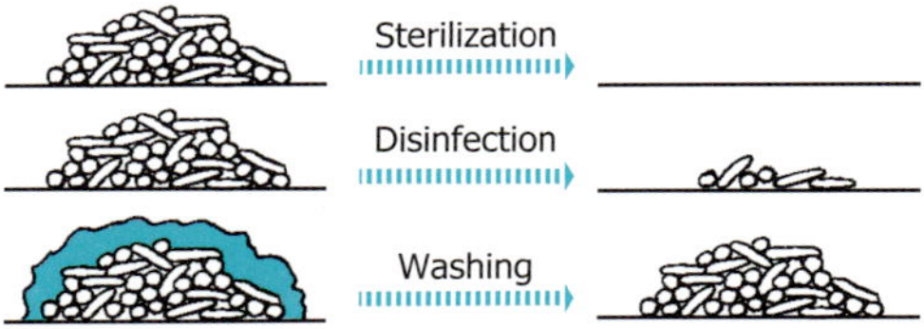

Source

CDC. Guideline for disinfection and sterilization in healthcare facilities, 2008. https://www.cdc.gov/infectioncontrol/pdf/guidelines/disinfection-guidelines.pdf

Rule 133 滅菌・消毒・洗浄

消毒や滅菌の前には徹底的な洗浄が必要である。

Comment

器材表面に存在する微生物の数が多ければ多いほど消毒薬の殺菌にかかる時間は長くなる。器材の表面に有機物が存在すると消毒薬と化合物を形成してしまうため殺菌力が減弱する。また，有機物や無機物は物理的に微生物を消毒薬から守ってしまう。そのため消毒や滅菌における殺菌効果を減弱させないためにあらかじめ洗浄によって有機物や無機物を除去しておくことが必要である。

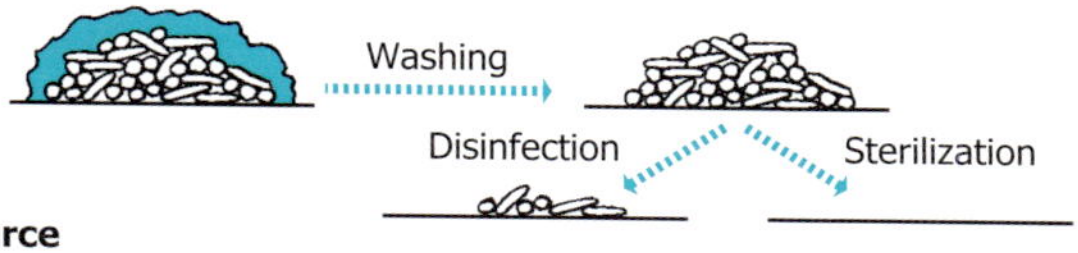

Source

CDC. Guideline for disinfection and sterilization in healthcare facilities, 2008. https://www.cdc.gov/infectioncontrol/pdf/guidelines/disinfection-guidelines.pdf

Rule 134　滅菌・消毒・洗浄

消毒薬では濃度，温度，pH，湿度，水の硬度を適切にする。

Comment

ヨウ素系消毒薬（ポビドンヨードなど）以外の消毒薬は濃度が高くなれば殺菌力は強くなり，殺菌に必要な時間は短くなる。消毒薬の殺菌力は温度が上昇すれば増加するが，温度が上昇し過ぎると消毒薬が劣化してしまい，逆に殺菌力は低下する。pH は消毒薬分子や細菌表面を変化させることによって殺菌力に影響する。湿度はガス状消毒薬（酸化エチレンなど）に影響を与える。水の硬度は特定の消毒薬の殺菌速度を低下させる。

Source

CDC. Guideline for disinfection and sterilization in healthcare facilities, 2008. https://www.cdc.gov/infectioncontrol/pdf/guidelines/disinfection-guidelines.pdf

Rule 135　滅菌・消毒・洗浄

器具，器材を消毒する際は，消毒薬と器具，器材の十分な接触時間が必要である。

Comment

消毒薬は対象物に一定の時間接触する必要がある。たとえば，軟性内視鏡は，耐熱性がなく高圧蒸気滅菌処理はできない。そのため高水準消毒薬のグルタラール，フタラール，過酢酸による消毒を行うが，消毒においては管腔やチャンネルが消毒薬に十分に接触していなければならない。消毒薬への浸漬時間は，グルタラールおよびフタラールでは10分以上，過酢酸では5分以上が推奨されている。

Source

CDC. Guideline for disinfection and sterilization in healthcare facilities, 2008. https://www.cdc.gov/infectioncontrol/pdf/guidelines/disinfection-guidelines.pdf

消化器内視鏡の感染制御に関するマルチソサエティ実践ガイド作成委員会：消化器内視鏡の感染制御に関するマルチソサエティ実践ガイド改訂版．2013. http://www.kankyokansen.org/other/syoukaki_guide.pdf

Rule 136 滅菌・消毒・洗浄

消毒薬の使用による耐性菌の発現を心配する必要はない。

Comment

抗菌薬と同様に，消毒薬への細菌の感受性低下は遺伝子変異やプラスミドによる遺伝的獲得などによって発生しうる。しかし，消毒薬に対する細菌の感受性が低下しても，殺菌効果が不十分になるという問題は生じない。抗菌薬と異なり，消毒薬はヒトの体内で使用されることはほとんどなく，機器の表面や皮膚表面に使用されるため高濃度での使用が可能だからである。

Source

CDC. Guideline for disinfection and sterilization in healthcare facilities, 2008. https://www.cdc.gov/infectioncontrol/pdf/guidelines/disinfection-guidelines.pdf

Rule 137 スポルディング分類

患者に使用する医療器具等は，クリティカル，セミクリティカル，ノンクリティカルに分類される。

Comment

患者に使用する医療器具等は微生物の伝播リスクに応じて3つ

に分類される（**スポルディング分類**）。無菌組織や血管系に挿入される器具は，いかなる微生物汚染であっても感染症を発生させる恐れがあるため滅菌しなければならない。このような器具を「**クリティカル器具**」といい，手術器材や心臓カテーテル，インプラントなどが含まれる。「**セミクリティカル器具**」は粘膜または損傷皮膚に接触する器具であり，内視鏡や膀胱鏡などが含まれる。これらの医療器具にも微生物は存在してはならないが，極わずかな細菌芽胞は許容される。肺や消化管などの正常粘膜は細菌，抗酸菌，ウイルスなどの微生物には感受性があるものの，一般的な細菌芽胞による感染には抵抗性があるからである。「**ノンクリティカル器具**」は正常皮膚に接触するが粘膜には接触しない器具である。正常皮膚はほとんどの微生物に対して有効なバリアとして機能するので，正常皮膚に接触する器具は滅菌する必要はない。ノンクリティカル器具は患者ケア器具（血圧計カフ，膿盆，ガーグルベースン，松葉杖など）と環境表面（ベッド柵，ベッドサイドテーブルなど）に分類される。

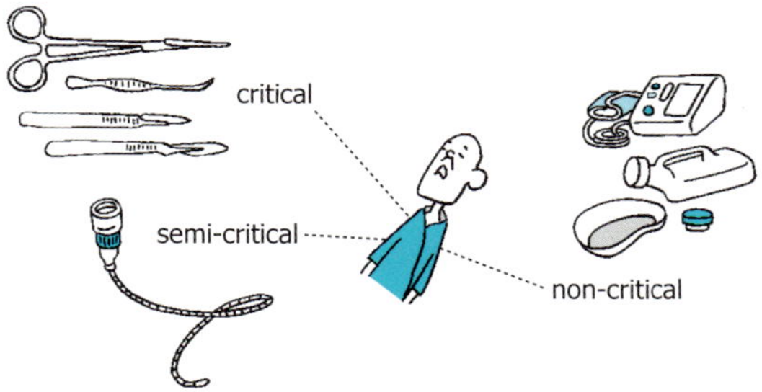

Source

CDC. Guideline for disinfection and sterilization in healthcare facilities, 2008. https://www.cdc.gov/infectioncontrol/pdf/guidelines/disinfection-guidelines.pdf

CDC. Guidelines for environmental infection control in health-care facilities, 2013. https://www.cdc.gov/infectioncontrol/pdf/guidelines/environmental-guidelines.pdf

Rule 138 スポルディング分類

クリティカル器具やセミクリティカル器具は中央材料室に搬送して処理し，ノンクリティカル器具は使用した現場で除染する。

Comment

クリティカル器具やセミクリティカル器具を再利用するためには中央材料室に搬送して滅菌処理する必要があるが，ノンクリティカル器具は使用した病棟などで除染（洗浄・消毒）すればよく，中央材料室に移送する必要はない。環境表面はノンクリティカルに分類されるが，感染症を伝播させる危険性は極めて少ないため医療器具や機器に用いられる除染方法より簡易的な方法で対応可能である。具体的には洗剤を用いた洗浄による清掃となるが，この場合，拭き掃除による病原体や土埃などの物理的な除去のほうが薬剤の殺菌効果よりも重要である。

Source

CDC. Guideline for disinfection and sterilization in healthcare facilities, 2008. https://www.cdc.gov/infectioncontrol/pdf/guidelines/disinfection-guidelines.pdf

CDC. Guidelines for environmental infection control in health-care facilities, 2013. https://www.cdc.gov/infectioncontrol/pdf/guidelines/environmental-guidelines.pdf

Rule 139 スポルディング分類

クリティカル器具，セミクリティカル器具の高水準消毒や滅菌の前には洗浄が必須である。

Comment

クリティカル器具およびセミクリティカル器具を高水準消毒したり滅菌する前には，あらかじめ器具の表面に付着した有機物を物理的に取り除くための洗浄が必須である。器具に蛋白性物質が残存していると，消毒および滅菌の行程を阻害し，その効果を減弱させるからである。

Source

CDC. Guideline for isolation precautions：Preventing transmission of infectious agents in healthcare settings, 2007. https://www.cdc.gov/infectioncontrol/pdf/guidelines/isolation-guidelines-H.pdf

Rule 140　スポルディング分類

内視鏡は十分な洗浄後に高水準消毒する。その後は再汚染しないように保管する。

Comment

セミクリティカル器具である内視鏡は体腔内に挿入されるたびに相当量の細菌汚染を受ける。しかし，洗浄によって細菌汚染のレベルを1万分の1～100万分の1まで減少させることができる。器具が適切に洗浄されていなければ，2%グルタラールに浸漬したとしても消毒は失敗する。内視鏡の消毒では，漏水テストのあとに下記の5つのステップが実施される。

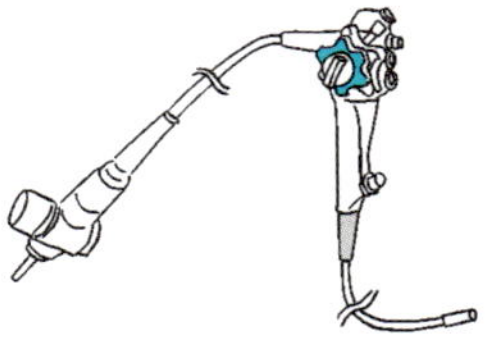

❶洗浄：内視鏡の内表面および外表面を機械的に洗浄する。
❷消毒：内視鏡を高水準消毒薬に浸漬し，吸引/生検チャンネルおよび送気/送水チャンネルなどのすべてのチャンネルに消毒薬を灌流させる。
❸リンス：内視鏡の内表面，外表面およびすべてのチャンネルを滅菌水やフィルター水でリンスする。
❹乾燥：チャンネル内をアルコールにてリンスし，保管前に空気にて強制乾燥する。
❺保管：内視鏡を乾燥させながら，再汚染しないように保管する(垂直に吊すなど)。

Source

CDC. Guideline for disinfection and sterilization in healthcare facilities, 2008. https://www.cdc.gov/infectioncontrol/pdf/guidelines/disinfection-guidelines.pdf

Rule 141　スポルディング分類

室内便器や携帯情報機器などのノンクリティカル器具は洗浄・消毒する。

Comment

室内便器などのノンクリティカル器具は他の患者に使用する前に徹底的に洗浄・消毒する。また，こうした器材や機器は感染性物質が医療従事者と環境に接触しない方法で取り扱われるべきである。患者ケアで用いられるコンピュータおよび個人用の携帯情報機器（personal digital assistant；PDA）も感染性物質との接触を防ぐために洗浄・消毒すべきノンクリティカル器具である。

Source

CDC. Guideline for isolation precautions：Preventing transmission of infectious agents in healthcare settings, 2007. https://www.cdc.gov/infectioncontrol/pdf/guidelines/isolation-guidelines-H.pdf

Rule 142　スポルディング分類

在宅医療では病院ほどの感染の危険性は少ないため，在宅医療で用いる医療器具を病院と同レベルに処理する必要はない。

Comment

在宅環境は病院や外来よりも感染リスクの点からみて安全な環境である。耐性菌などの交差感染が稀だからである。在宅で機器を消毒するときには，漂白剤，アルコール，過酸化水素を用いる。粘膜に接触する器具（気管切開チューブなど）は 70% イソプロパノールに 5 分間浸けるか，3% 過酸化水素に 30 分浸けて消毒すればよい。5.25% ～ 6.15% 次亜塩素酸ナトリウム（家庭用漂白剤）

の 1：50 稀釈も有効である。ノンクリティカル器具（血圧計カフや松葉杖など）は洗浄剤にて洗浄する。

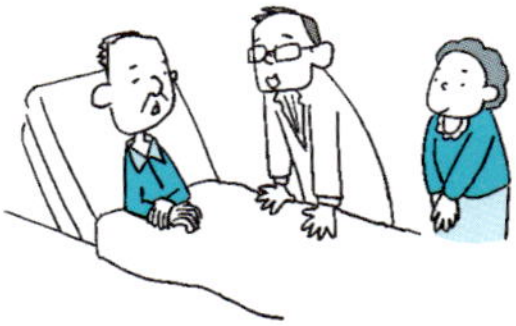

Source

CDC. Guideline for disinfection and sterilization in healthcare facilities, 2008. https://www.cdc.gov/infectioncontrol/pdf/guidelines/disinfection-guidelines.pdf

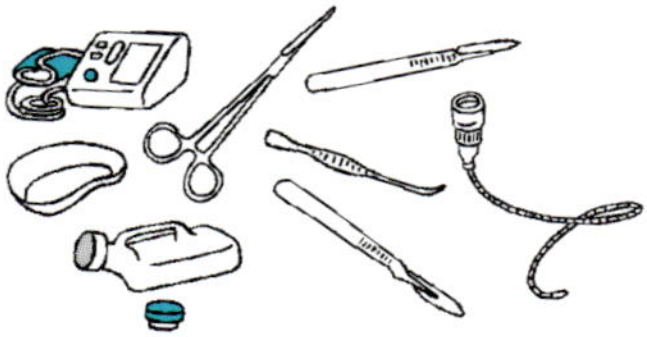

Category 8

病原体

Pathogen

Rule 143 インフルエンザウイルス

インフルエンザウイルスは飛沫感染により伝播する。

Comment

インフルエンザウイルスは飛沫に乗って移動することにより，ヒトからヒトへと伝播していく。咳やくしゃみで排出された飛沫は空気中を短い距離（2m 未満）しか移動できないため，インフルエンザウイルスの伝播には感染者との至近距離での濃厚な接触が必要となる。エアロゾルによる空気感染も発生しうるが，これは感染者と極近い距離での伝播であり，病室から別の病室までといった長い距離の空気感染は証明されていない。

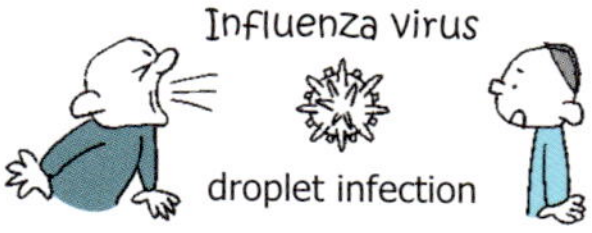

Source

CDC. Prevention strategies for seasonal influenza in healthcare settings. http://www.cdc.gov/flu/professionals/infectioncontrol/healthcaresettings.htm

Rule 144 インフルエンザウイルス

インフルエンザワクチンは 10 月末までに接種するのが望ましい。

Comment

インフルエンザの流行がいつ始まるかを正確に予測することは

できないため，早期にインフルエンザワクチンを接種する。しかし，流行の始まりが遅れると，ワクチンに誘導された免疫が流行期までに減弱してしまうのではないかと心配になる。これらのバランスをとって，インフルエンザワクチンは10月末までに接種することが推奨される。2回接種を必要とする小児についてはワクチンが入手された時点で1回目を接種する。2回目は1回目から4週間以上が経過してからの接種となるので，1回目は10月末までに接種することになる。

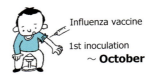

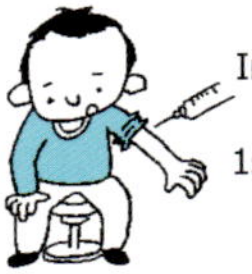

Source

CDC. Prevention and control of seasonal influenza with vaccines : Recommendations of the Advisory Committee on Immunization Practices-United States, 2018–19 influenza season. https://www.cdc.gov/mmwr/volumes/67/rr/pdfs/rr6703a1-H.pdf

Rule 145　インフルエンザウイルス

インフルエンザワクチンは卵アレルギーを持つ人にも接種可能である。

Comment

不活化インフルエンザワクチンの研究によって，卵アレルギーの人に接種しても重篤なアレルギー反応は発生しないことが示されている。実際，4,172人の卵アレルギーの人（513人は重症アレルギー）に3価不活化インフルエンザワクチンを接種してもアナフィラキシーの発生はなかった。従って，卵を食べて蕁麻疹を経験した人に接種しても構わない。卵を食べて蕁麻疹以外の症状（血管浮腫，呼吸困難，意識朦朧，繰り返す嘔吐など）を経験したことのある人，エピネフリンなどの救急医療行為を必要とした人であっても接種してよいが，この場合は，重症アレルギーを管理できる医療従事者が監督する必要がある。一方，インフルエンザワクチンを接種して重篤なアレルギー反応を経験したことがある人についてはワクチンは禁忌である。

Source

CDC. Prevention and control of seasonal influenza with vaccines Recommendations of the Advisory Committee on Immunization Practices -United States, 2016–17 influenza season. http://www.cdc.gov/mmwr/volumes/65/rr/pdfs/rr6505.pdf

Rule 146 インフルエンザウイルス

インフルエンザに罹患した医療従事者は解熱剤を使用しない状況で，解熱後 24 時間以上経過すれば勤務に復帰してもよい。

Comment

インフルエンザに罹患した医療従事者の職場復帰については「アセトアミノフェンなどの解熱剤を使用しない状況で，解熱してから少なくとも 24 時間以上経過するまでは勤務しない」というのが原則である。咳や鼻汁が残っていたとしても解熱していれば職場復帰は可能であるが，咳エチケットは遵守しなければならない。しかし，このような医療従事者が同種造血幹細胞移植患者のような防護環境にいる患者のケアに戻るには，「発症から 7 日間経過するまで」もしくは「症状がすべて改善するまで」と条件が厳しくなる。重症免疫不全の患者がインフルエンザに罹患すると重症化するためである。また，このような患者は抗インフルエンザ薬による治療をしても，長期間ウイルスを排出し，他の患者にインフルエンザを感染させてしまうという問題もある。

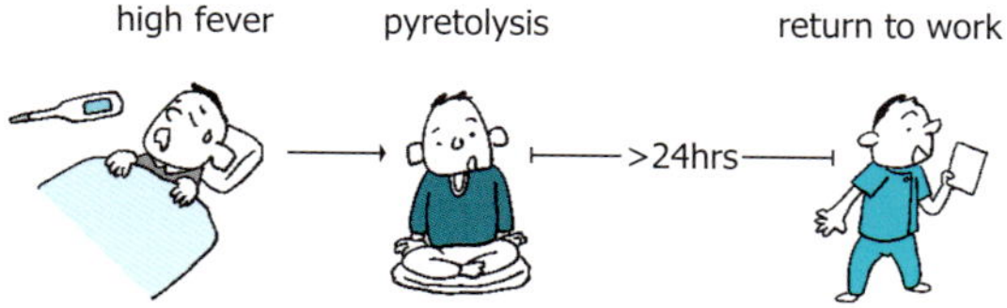

Source

CDC. Prevention strategies for seasonal influenza in healthcare settings. http://www.cdc.gov/flu/professionals/infectioncontrol/healthcaresettings.htm

Rule 147 インフルエンザウイルス

エアロゾルを産生する処置はインフルエンザウイルスを拡散させないように行う。

Comment

インフルエンザに罹患した患者に対する気管支鏡，喀痰誘導，挿管および抜管，剖検，心肺蘇生術，緊急挿管，気道の開放吸引などのエアロゾルを産生する処置は，医療従事者へのインフルエンザウイルスの曝露の危険性を増大させる。このような処置は，可能であれば感染性がなくなるまで延期するのが望ましい。延期できなければ，N95 マスクを着用したり，処置をする医療従事者を限定するなどで対応する。

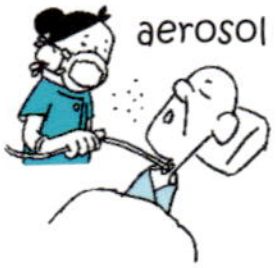

Source

CDC. Prevention strategies for seasonal influenza in healthcare settings. http://www.cdc.gov/flu/professionals/infectioncontrol/healthcaresettings.htm

Rule 148 麻疹ウイルス

麻疹は発熱や眼の充血などに始まった後，顔面および上部頸部に発疹がみられ，約 3 日の経過で手や足にまで拡大する。

Comment

麻疹ウイルスは咽頭や肺の細胞で増殖する。麻疹はヒトの感染症であり，動物で病気を引き起こすことはない。最初の症状は高熱である。これはウイルスに曝露してから約 10 ～ 12 日で始まり，4 ～ 7 日続く。また，鼻汁，咳，眼の充血や流涙，コプリック斑（頬部内部の白い小斑点）が初期症状としてみられる。数日後，顔面および上部頸部に発疹がみられ，約 3 日の経過で手や足にまで拡大する。発疹は 5 ～ 6 日持続して消褪する。ウイルスに曝露してから平均 14 日（範囲 7 ～ 18 日）後に発疹がみられる。

Source

WHO. Measles. http://www.who.int/mediacentre/factsheets/fs286/en/

Rule 149 麻疹ウイルス

麻疹ウイルスは感染力が極めて強い。1 人が罹患すると，免疫を持たない人が罹患者に接触すれば約 90% の人々が感染する。

Comment

麻疹は発疹がみられる 4 日前から 4 日後まで感染性がある。感染力は極めて強く，1 人が罹患すると，免疫を持たない人がその罹患者に接触すれば約 90% の人々が感染する。麻疹ウイルスは感染者の鼻や咽頭の粘液内に生きている。感染者がくしゃみや咳をすると，飛沫が空気中に飛び散る。その飛沫を周囲の人々が吸い込んで感染するが，ウイルスで汚染した環境表面に触れた手指で口や鼻を触ることによっても感染する。麻疹ウイルスは環境表面に最大 2 時間生き続ける。麻疹はヒトの感染症であり，他の動物には感染しない。

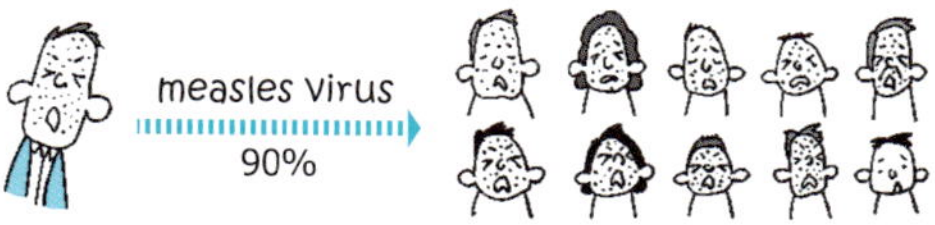

Source

CDC. Measles（Rubeola）. https://www.cdc.gov/measles/about/transmission.html

Rule 150　麻疹ウイルス

麻疹に罹患すると重篤な合併症がみられることがある。

Comment

麻疹患者の約 30% が次のような合併症を 1 つ以上経験する。肺炎：幼児で最も多い死因である。耳感染：10 症例に約 1 人の割合で発生し，永久聴力障害もありうる。下痢：麻疹患者の約 8% で報告されている。これらの合併症は 5 歳未満の小児と 20 歳以上の成人で多くみられる。普段は健康な小児であっても，麻疹は入院を必要とするような重症疾患となりうる。麻疹の小児 20 人に 1 人が肺炎となり，1,000 人に 1 人の小児が脳炎となる。これは痙攣をきたす脳の炎症であり，小児の聾や精神遅滞を残しうる。麻疹の小児 1,000 人当たり，1 ～ 2 人が麻疹によって死亡する。妊婦では流産，未熟児，低体重児を引き起こしうる。

Source

CDC. Measles（Rubeola）. https://www.cdc.gov/measles/about/transmission.html

Rule 151　麻疹ウイルス

麻疹の合併症に亜急性硬化性全脳炎がある。1 歳未満で感染すると合併する割合が高くなる。

Comment

亜急性硬化性全脳炎（subacute sclerosing panencephalitis；SSPE）は幼児期に感染した麻疹ウイルスによる中枢神経系の致死的変性疾患である。その危険因子は幼年期での麻疹感染である。米国の研究では，1 歳未満で麻疹に罹患した 10 万人当たり 18 人が SSPE となった。一方，5 歳以降で感染すると，10 万人当たり 1.1 人である。SSPE の症状は麻疹感染後，平均 7 ～ 10 年後に始まるが，感染後 1 ヵ月から 27 年までいつでも発生しうる。SSPE の最初の症状は人格の変化，ゆっくりと発症する精神荒廃，間代性筋痙攣などである。SSPE は段階的に進行するが，個人差がある。重症の神経筋異常に進行するまでに何年もの間の認知力低下が観察された症例もある。平均の生存期間は 1 ～ 2 年である。麻疹ワクチンが SSPE を引き起こすというエビデンスはない。

Source

CDC. Measles（Rubeola）. https://www.cdc.gov/measles/about/transmission.html

Rule 152 風疹ウイルス

風疹は症状は軽度であることが多く，最大 50% の感染者が無症状である。

Comment

風疹ウイルスは呼吸器に伝播してから，鼻咽頭および局所リンパ節で増殖する。曝露後 5 ～ 7 日でウイルス血症となり，ウイルスは全身に拡散する。潜伏期は 14 日（12 ～ 23 日）である。症状は軽度であることが多く，最大 50% の感染者が無症状である。小児では発疹が初発症状であることが多く，前駆症状がみられるのは稀である。一方，年長小児や成人では，発疹が発現する前に，微熱，倦怠感，リンパ節腫大，上気道症状といった前駆症状が 1 ～ 5 日間みられる。風疹の発疹は最初は顔面にみられ，その後，頭部から足に下降していく。発疹は約 3 日続くが，融合することはない。リンパ節腫大は発疹の 1 週間前に始まり，数週間続く。耳後部，後頸部，後頭下のリンパ節が腫大するのが普通である。

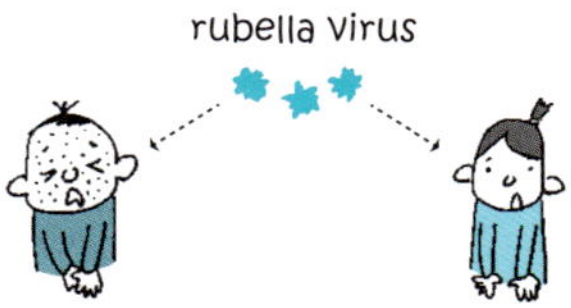

Source

CDC. Rubella. https://www.cdc.gov/vaccines/pubs/pinkbook/downloads/rubella.pdf

Rule 153　風疹ウイルス

成人女性が風疹に罹患すると，関節痛や関節炎がみられることが多い。

Comment

風疹の合併症は多くないものの，成人では小児よりも多くみられる。関節痛や関節炎は成人女性の最大 70% で発生するが，小児や成人男性では稀である。指，手首，膝にみられ，1 ヵ月続く。その他の合併症には結膜炎，精巣痛，睾丸炎があり，脳炎は 6,000 症例に 1 例で発生する。

Source

CDC. Rubella. https://www.cdc.gov/vaccines/pubs/pinkbook/downloads/rubella.pdf

Rule 154　風疹ウイルス　先天性風疹症候群

先天性風疹症候群の幼児は 1 歳まで体液から大量のウイルスを排出する。

Comment

風疹ウイルスの胎児への経胎盤感染はウイルス血症の時期に発生し，胎児の障害は細胞分裂の停止および細胞破壊によって発生する。障害の程度は感染した妊娠時期に大きく左右される。第 1 トリメスター（1 ～ 12 週）での感染では，85% の児が影響を受ける。妊娠 20 週以降の感染での障害は稀で，第 3 トリメスター（28 週以降）での危険性はない。風疹ウイルスの先天性感染はほぼすべての臓器システムに影響し，聾が最も多く，白内障，緑内障，網膜症，小眼症，心臓欠陥，小頭症や精神遅滞も発生しうる。先天性風疹症候群の小児は 1 歳まで体液から大量のウイルスを排出するためケアする人にウイルスを伝播させる可能性がある。

Source

CDC. Rubella. https://www.cdc.gov/vaccines/pubs/pinkbook/downloads/rubella.pdf

Rule 155 風疹ワクチン

風疹ワクチンは生ワクチンであるため，免疫が低下している人には接種しない。

Comment

風疹ワクチンで最も多くみられる副反応は発熱，リンパ節腫大，関節炎である。関節痛や関節炎は成人に多くみられるが，男性よりも女性に多い。白血病，リンパ腫，悪性疾患，免疫不全，免疫抑制治療中の人には接種すべきではないが，ステロイドの少量（2 mg/kg/ 日以下），隔日，局所，エアロゾルの治療は禁忌とはならない。ステロイドによる免疫抑制が 1 ヵ月間中止された患者（化学療法では 3 ヵ月）にも接種してよい。軽度の症状（中耳炎，軽度の上気道疾患など）や抗菌薬治療を受けている人も禁忌とはならない。

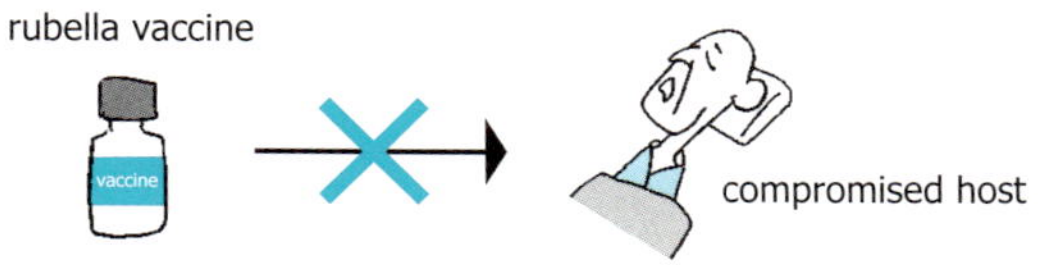

Source

CDC. Rubella. https://www.cdc.gov/vaccines/pubs/pinkbook/downloads/rubella.pdf

Rule 156 風疹ワクチン

妊婦および妊娠予定の女性には風疹ワクチンを接種しない。

Comment

妊婦および妊娠予定の女性には風疹ワクチンを接種しない。ワクチンウイルスが胎児に障害を与えるという根拠はないが，接種後 4 週間は妊娠を避けるようにする。妊婦が不注意にも風疹ワクチンを接種された場合，または，接種後 4 週間以内に妊娠した場合であっても，妊娠中絶を考慮する理由とはならない。ある調査では，風疹ワクチンを接種したものの，妊娠を継続した 321 人の女性の子供には先天性風疹症候群の発生はなかったという報告がある。

Source

CDC. Rubella. https://www.cdc.gov/vaccines/pubs/pinkbook/downloads/rubella.pdf

Rule 157　風疹ワクチン

風疹ワクチンを接種された人が他の人にウイルスを伝播させることはない。しかし，授乳では感染することがある。

Comment

風疹ワクチンを接種すると，ウイルスが咽頭から分離されるようになる。しかし，授乳を除いて，他の人に風疹ウイルスを伝播させることはない。授乳すると乳児が感染して軽度の発疹を呈することがあるが，重大な事例は報告されていない。従って，授乳も風疹ワクチンの禁忌とはならない。

Source

CDC. Rubella. https://www.cdc.gov/vaccines/pubs/pinkbook/downloads/rubella.pdf

Rule 158　麻疹・ムンプス・風疹ワクチン

麻疹およびムンプスではワクチン 2 回接種，風疹は 1 回接種の記録があれば，抗体価が陰性であっても追加接種は必要ない。ただし，妊娠可能な年齢の女性では風疹ワクチンは 1 回追加接種する。

Comment

麻疹およびムンプスについては，ワクチンの 2 回接種の記録があれば，抗体価が陰性もしくは確定的でなくても追加接種は必要ない。こうした人は麻疹およびムンプスに対する免疫のエビデンスがあると考える。風疹については，1 回接種の記録があれば風疹の抗体価が陰性もしくは確定的でなくとも，風疹の免疫のエビデンスがあると考え，追加接種は必要ない。しかし，妊娠可能な年齢の女性が風疹ワクチンを 1 ～ 2 回接種したにもかかわらず，抗体が陽性とならなければ 1 回追加接種する。

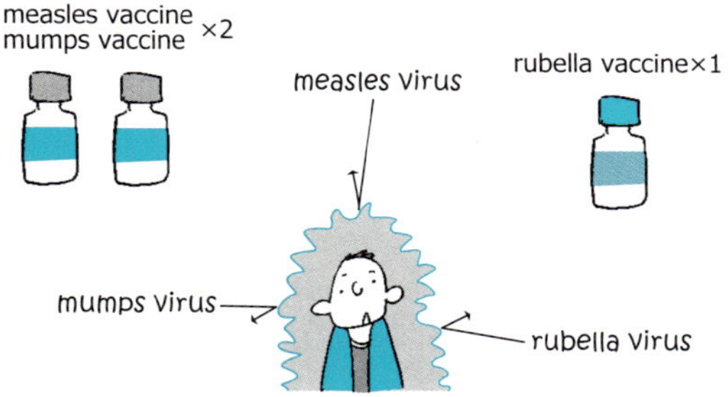

Source

CDC. Prevention of measles, rubella, congenital rubella syndrome, and mumps, 2013. http://www.cdc.gov/mmwr/pdf/rr/rr6204.pdf

Rule 159 水痘ワクチン

水痘については，ワクチンが 2 回接種されていれば，免疫のエビデンスがあると考えてよい。

Comment

水痘については，水痘ワクチンによる抗体獲得の確認を目的とした接種後の血清検査は日常的には推奨されない。商業用検査はワクチン誘導免疫を検出する感度が不十分であり，偽陰性結果となりうるからである。従って，ワクチンの接種歴が重要となるが，水痘では 2 回接種が重要である。2 回接種されていれば，免疫のエビデンスがあると考えてよい。

Source

CDC. Prevention of Varicella. http://www.cdc.gov/mmwr/pdf/rr/rr5604.pdf

Rule 160 ノロウイルス

ノロウイルス胃腸炎の患者には接触予防策にて対応する。

Comment

ノロウイルス胃腸炎の患者のケアでは，手袋・ガウンを着用して接触予防策にて対応する。患者の嘔吐物が顔面に飛び散る危険性があればサージカルマスクおよびゴーグル，フェイスシールドを用いる。接触予防策は患者の症状が改善してから少なくとも48時間が経過するまで継続する。心臓血管疾患，自己免疫疾患，免疫抑制状態，腎臓障害などを合併している人は下痢やウイルスの排出が長期化することがあるため，隔離の期間を延長する。幼児（2歳以下）についてもウイルス排出が遷延して環境を汚染するので，症状改善後5日まで接触予防策を延長する。

contact precaution

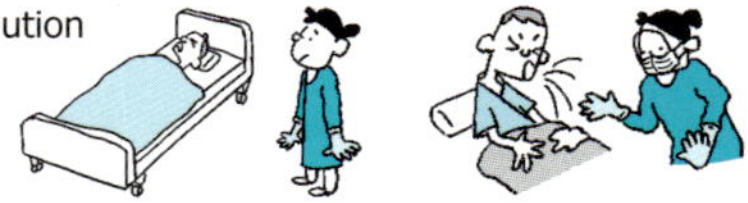

Source

CDC. Guideline for the prevention and control of norovirus gastroenteritis outbreak in healthcare settings, 2011. https://www.cdc.gov/infectioncontrol/pdf/guidelines/norovirus-guidelines.pdf

Rule 161 ノロウイルス

ノロウイルス対策ではトイレや手指の高頻度接触面を重点的に次亜塩素酸ナトリウムで消毒する。

Comment

ノロウイルス胃腸炎の患者が発生している状況下の環境清掃ではトイレや手指の高頻度接触面（ドアノブや手すりなど）を重点的に消毒する。この場合，次亜塩素酸ナトリウムが広く推奨され，1,000～5,000ppmの濃度で用いる。しかし，5,000ppmであっても，環境表面に糞便などが付着しているとノロウイルスを駆逐できないため，消毒の前には糞便などの有機物を十分に取り除いておく必要がある。ノロウイルス胃腸炎のアウトブレイクの期間は病室，特に手指の高頻度接触面の清掃と消毒の回数を増やす。消毒はノロウイルスの汚染の可能性が低い区域（カウンタートップ）から始めて，汚染の可能性の高い区域（トイレなど）へ移動していく。床清掃で洗浄液のバケツを取り換えるときや，嘔吐物および糞便を清掃したあとにはモップヘッドを交換する。

Source

CDC. Updated norovirus outbreak management and disease prvention guidelines, 2011. https://www.cdc.gov/mmwr/pdf/rr/rr6003.pdf

CDC. Guideline for the prevention and control of norovirus gastro-enteritis outbreak in healthcare settings, 2011. https://www.cdc.gov/infectioncontrol/pdf/guidelines/norovirus-guidelines.pdf

MEMO

次亜塩素酸ナトリウムの希釈法について

次亜塩素酸ナトリウムの希釈に必要な原液量は以下の計算式で算出する。たとえば，0.5%（5,000ppm）の次亜塩素酸ナトリウムを 3L 作りたい場合，使用する塩素系消毒薬に含まれる次亜塩素酸ナトリウムの原液濃度が６%であれば，下の式に当てはめて必要な原液量は 250cc となる。

$$\frac{\text{作りたい消毒液の濃度（ppm）} \times \text{必要な消毒液の量（L）}}{\text{原液濃度（\%）} \times 10} = \text{必要な原液量（cc）}$$

※キャップ 1 杯 5cc の場合

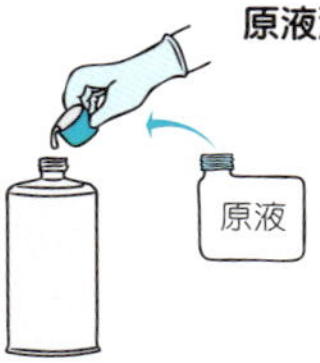

$$\frac{5{,}000\,\text{ppm} \times 3\text{L}}{6\% \times 10} = 250\text{cc}$$

3L の水にキャップ 50 杯（250cc÷5cc）

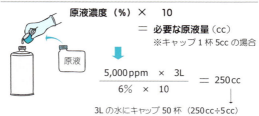

Rule 162 ノロウイルス

ノロウイルス胃腸炎の患者の使用器具，リネン，プライバシーカーテンなどは適切に取り扱う。

Comment

ノロウイルス胃腸炎により接触予防策下で隔離されていた患者が退院するときは，病室内の使い捨て患者ケア器具はすべて廃棄し，未使用のリネンは洗濯する。ノロウイルス胃腸炎の患者の食器類は使い捨てにする必要はなく，通常の洗浄による処置を行う。プライバシーカーテンは肉眼的に汚れたとき，および患者が退院したときに交換する。汚れたリネンはウイルスが飛散するのを避けるために，振らないように慎重に取り扱う。

Source

CDC. Updated norovirus outbreak management and disease prvention guidelines, 2011. https://www.cdc.gov/mmwr/pdf/rr/rr6003.pdf

CDC. Guideline for the prevention and control of norovirus gastroenteritis outbreak in healthcare settings, 2011. https://www.cdc.gov/infectioncontrol/pdf/guidelines/norovirus-guidelines.pdf

Rule 163 ノロウイルス

ノロウイルス胃腸炎のアウトブレイク時は患者を病棟間で移動させない。

Comment

ノロウイルス胃腸炎のアウトブレイクのときは，患者の病棟内の移動を制限することが大切である。ノロウイルスの影響を受けていない区域での環境汚染やウイルス伝播の危険性を減らすために，症状のある患者や回復中の患者が他の区域へ出ていくことを制限する。

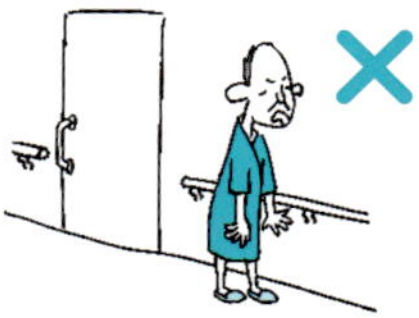

Source

CDC. Guideline for the prevention and control of norovirus gastroenteritis outbreak in healthcare settings, 2011. https://www.cdc.gov/infectioncontrol/pdf/guidelines/norovirus-guidelines.pdf

Rule 164 ノロウイルス

ノロウイルス胃腸炎に罹患した医療従事者は症状改善から48時間以上経過するまで勤務しない。

Comment

医療従事者がノロウイルス胃腸炎に罹患した場合は就業制限がある。下痢や嘔吐などの症状がなくなるのはもちろんのこと，症状が消失してから少なくとも48時間が経過するまでは職場復帰してはならない。また，勤務に戻った場合，症状はなくともノロウイルスが体内から完全には消失していない可能性があるため，手指衛生を頻回に行わなければならない。

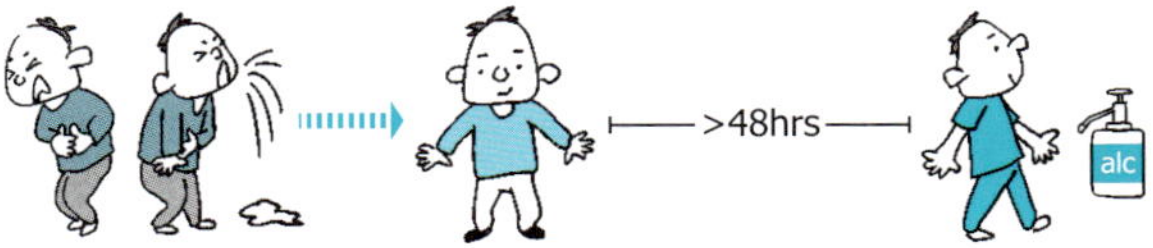

Source

CDC. Guideline for the prevention and control of norovirus gastroenteritis outbreak in healthcare settings, 2011. https://www.cdc.gov/infectioncontrol/pdf/guidelines/norovirus-guidelines.pdf

Rule 165 結核菌

結核菌の感染経路は空気感染であるため，肺結核，喉頭結核の患者のみが結核菌を伝播させる。

Comment

結核菌は飛沫核の吸入による空気感染しかしない。ヒトが結核菌を含んだ飛沫核を吸入し，その飛沫核が口腔や鼻腔，上気道，気管支を通過して肺胞に到達したときに感染する。飛沫であれば口腔内に入り込んだとしても，水分を含んでいて重いため気道の粘膜に付着したあと喀痰として吐き出されてしまう。従って，飛沫核を作り出すことができる肺結核または喉頭結核の患者のみが結核菌を伝播させると考えてよい。しかし，エアロゾルを産生するような医療処置（剖検や膿瘍の洗浄など）によって結核菌の伝播が引き起こされることがある点に注意が必要である。

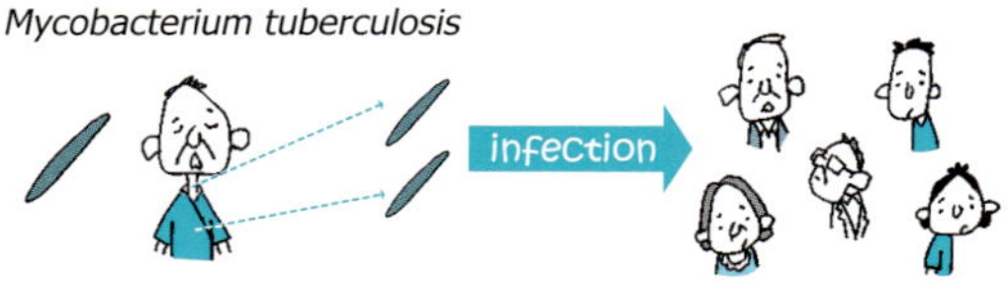

Source

CDC. Guidelines for preventing the transmission of *Mycobacterium tuberculosis* in health-care settings, 2005. https://www.cdc.gov/mmwr/pdf/rr/rr5417.pdf

CDC. Guidelines for the Investigation of contacts of persons with infectious tuberculosis, 2005. https://www.cdc.gov/mmwr/pdf/rr/rr5415.pdf

Rule 166　結核菌

肺外結核のみの患者には感染性はない。

Comment

肺外結核については「肺結核の合併」「口腔や喉頭の肺外結核」「結核菌の数が多い開放性膿瘍や病巣のある肺外結核」がみられない限り，感染性はない。しかし，これらの患者には肺結核が除外されるまでは感染性があるとして対応すべきである。結核性胸水の患者では，まだ疑われていない肺結核や喉頭結核が合併している可能性があるので，それらの合併が除外されるまでは肺結核疑いとして取り扱う。

Source

CDC. Guidelines for preventing the transmission of *Mycobacterium tuberculosis* in health-care settings, 2005. https://www.cdc.gov/mmwr/pdf/rr/rr5417.pdf

CDC. Guidelines for the Investigation of contacts of persons with infectious tuberculosis, 2005. https://www.cdc.gov/mmwr/pdf/rr/rr5415.pdf

Rule 167 結核菌

肺結核や喉頭結核の患者（疑いを含む）は空気感染隔離室に入室させる。

Comment

肺結核や喉頭結核の患者（疑いを含む）は空気感染隔離室に入室させる。空気感染隔離室の設備がなければ，他の患者の病室から距離をおいた病室に入室させて扉を閉めておく。一般病室を利用せざるを得ない場合，医療従事者や他の患者に結核患者が使用した病室への入室を許可する前に結核菌に汚染した室内空気を十分な時間をかけて確実に除去しておく必要がある。

Source

CDC. Guidelines for preventing the transmission of *Mycobacterium tuberculosis* in health-care settings, 2005. https://www.cdc.gov/mmwr/pdf/rr/rr5417.pdf

Rule 168 結核菌

空気感染隔離室の室内気圧は陰圧にする。室内に入る医療従事者は N95 マスクを着用する。

Comment

空気感染隔離室は室内を陰圧にして，ドアの隙間から空気が室内に流れ込むようにする。1 時間に 6 ～ 12 回換気し，空気は病室から建物外部に直接排気するか HEPA フィルターを通じて空気を再循環させる。また，空気感染隔離室にはバスとトイレが設置されていなければならない。空気感染隔離室では結核菌の伝播を最小にするために，面会者と医療従事者の入室が制限される。空気感染隔離室に入室するすべての医療従事者はN95マスクを着用する。面会者にN95マスクを提供してもよいが，その場合はN95マスクの使用について医療従事者の指導を受けなければならない。

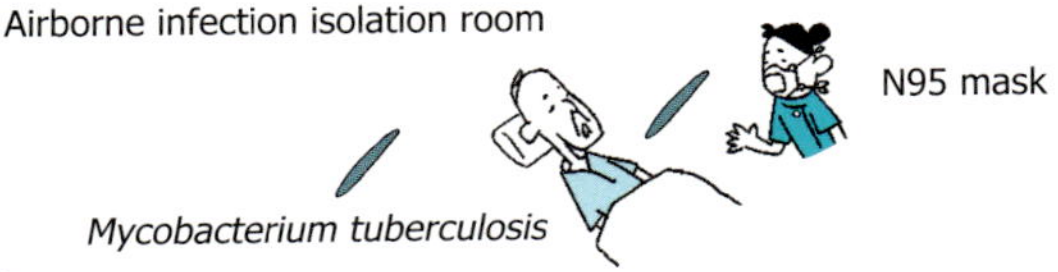

Source

CDC. Guidelines for preventing the transmission of *Mycobacterium tuberculosis* in health-care settings, 2005. https://www.cdc.gov/mmwr/pdf/rr/rr5417.pdf

Rule 169 **結核菌**

フィットテストに合格したN95マスクを必ず使用する。

Comment

N95マスクであれば，どれを着用してもよいというわけではない。使用者は，着用時に空気の漏れがなく使用者に確実にフィットするN95マスクを選ばなければならない。フィットテストは，どのN95マスクが使用者に隙間なくフィットするのかを確認することを目的としており，使用者がそのマスクは自分にどのような状態でフィットしているのかを確かめるために行われる。

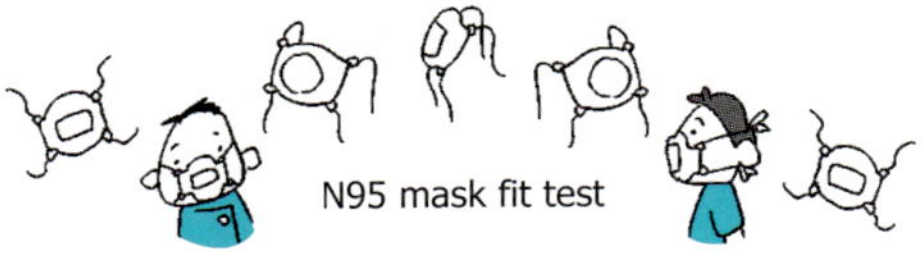

Source

CDC. Guidelines for preventing the transmission of *Mycobacterium tuberculosis* in health-care settings, 2005. https://www.cdc.gov/mmwr/pdf/rr/rr5417.pdf

MEMO

定性式および定量式フィットテストについて

フィットテストには定性式と定量式がある。定性式フィットテストではN95マスクを着用したあとに，フードをかぶり，その内側でエアロゾル化した物質（サッカリン・ナトリウムなど）を噴霧する。味を感じれば，マスクと顔面の間に空気が漏れていることになる。定量式フィットテストでは室内粉じんを用いてN95マスクの顔面への密着性を測定する。正確な数値で客観的にフィット率を測定できる。

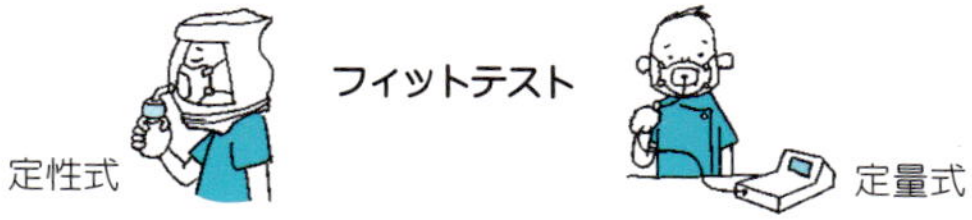

Rule 170　結核菌

空気感染隔離室に入室する前にN95マスクを着用したら，シールチェックを実施する。

Comment

N95マスクを着用したら，空気感染隔離室に入室する前に必ずシールチェックを実施する。シールチェックには陽圧チェックと陰圧チェックの2つのタイプがある。陽圧チェックでは，使用者はN95マスクの表面を手または家庭用プラスティックフィルムで覆ってから優しく息を吐く。マスク周囲から空気の漏れを感じなければ陽圧チェックは合格である。陰圧チェックでは，優しく息を吸って，N95マスクが顔に吸い付くように真空を作り出す。マスクが顔に向かって引きつけられるか，使用者がマスクの周囲から空気の漏れを感じなければ陰圧チェックは合格である。

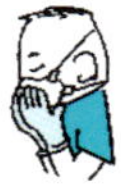
seal check

Source

CDC. Guidelines for preventing the transmission of *Mycobacterium tuberculosis* in health-care settings, 2005. https://www.cdc.gov/mmwr/pdf/rr/rr5417.pdf

MEMO

フィットテストとシールチェックの相違について

N95 マスクは複数のメーカーから様々なサイズが販売されており，医療従事者がそれらの中から，自分に適合するマスクを確認するのがフィットテストである。1 人当たり 20 分以上を要するので，多忙な病棟業務の中での実施は困難である。従って，時間に余裕のあるときに実施しておき，どのメーカーのどのサイズのマスクが自分にフィットするのかを記録しておく。そして，実際に結核や麻疹などの空気感染する感染症に罹患した患者をケアする際には，記録済みの N95 マスクを着用するが，その際に実施するのがシールチェックである。シールチェックは簡便であるため現場でも容易かつ短時間に実施できる。

Rule 171　結核菌

感染性結核は多剤化学療法によって感染性を失うが，多剤耐性結核では感染性が長期間維持されることがある。

Comment

喀痰の塗抹検査が陽性かつ空洞のある肺結核の患者の喀痰内に生きている結核菌の濃度は診断時は 10^6 ～ 10^7 個 /mL であるが，治療の最初の 2 日間で 90% 以上，14 ～ 21 日間で 99% 以上減少する。ほとんどの患者は 2 日間の標準治療で感染性は診断時の平均 10% となり，14 ～ 21 日間の治療で感染性は治療前のレベルの 1% 未満となる。このように効果的な治療によって「咳」「喀痰量」「喀痰中の病原体の数や活動性」は減少するが，感染性を消失させるのに必要な治療期間は様々である。感染性が全くなくなるケースもあれば，多剤耐性結核の患者や治療が不十分の患者では数週間～数ヵ月間も感染性を保ったままのケースもある。

Source

CDC. Controlling tuberculosis in the United States, 2005. http://www.cdc.gov/mmwr/PDF/rr/rr5412.pdf

CDC. Guidelines for preventing the transmission of *Mycobacterium tuberculosis* in health-care settings, 2005. https://www.cdc.gov/mmwr/pdf/rr/rr5417.pdf

Rule 172　結核菌

「空洞がある」「塗抹が陽性である」「咳が多い」は，肺結核の感染性を高める要因である。

Comment

肺結核の患者への接触の中で最も感染率が高いのは，喀痰塗抹検査が陽性の患者に濃厚曝露した場合である。肺に空洞がある患者は空洞のない患者よりも喀痰の塗抹検査が陽性となる可能性が高い。そのため空洞のある肺結核の患者のほうが結核菌を伝播させる危険性が高い。こうした患者は咳をする回数も多い。従って，「空洞がある」「塗抹が陽性である」「咳が多い」は結核の感染性にかかわる要因になりやすいと考えられる。喀痰塗抹陰性の結核患者もまた結核菌を伝播させ得るが，塗抹陽性の患者よりは危険性が低い。

Source

CDC. Controlling tuberculosis in the United States, 2005. http://www.cdc.gov/mmwr/PDF/rr/rr5412.pdf

Rule 173　結核菌

「肺結核」「喉頭結核」「胸膜結核」の患者が発生したら接触者調査を行う。

Comment

「肺結核」「喉頭結核」「胸膜結核」の患者が発生したら，速やかに接触者調査を開始しなければならない。特に喀痰の抗酸菌塗抹や培養が陽性で空洞のある結核患者への接触者に対する調査は最優先しなければならない。一方，結核が疑われているものの肺結核の所見がほとんどない患者への接触では接触者調査を行う必要はない。

Source

CDC. Controlling tuberculosis in the United States, 2005. http://www.cdc.gov/mmwr/PDF/rr/rr5412.pdf

Rule 174　結核菌

感染性結核の患者に曝露した人には単剤治療として「潜在性結核感染の治療」を実施する。

Comment

感染性結核（肺結核や喉頭結核）の患者に濃厚曝露した人に単剤治療（通常はイソニアジドが用いられる）が実施されることがある。従来，この治療法は「予防治療」や「化学予防」と呼ばれてきた。しかし，この治療は「潜在性結核感染（結核菌に感染しているが無症状であり，胸部レントゲンでは正常で感染性はない）の人の結核の発症を予防する」ことを目的として実施されるものであって，「感染性結核患者に濃厚曝露した人の結核菌感染を予防する」ことを目的としたものではない。その目的を明確にするために，「予防治療」や「化学予防」ではなく「潜在性結核感染の治療」という言葉が用いられるようになった。

潜在性結核感染の治療

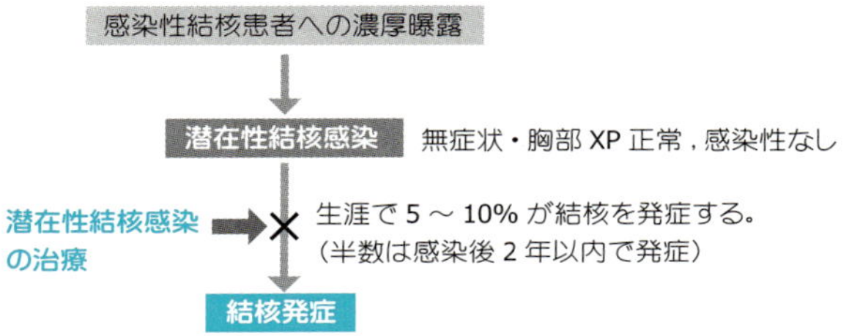

Source

CDC. Targeted tuberculin testing and treatment of latent tuberculosis infection. https://www.cdc.gov/mmwr/PDF/rr/rr4906.pdf

Rule 175　結核菌

潜在性結核感染に対するイソニアジドの最大有益効果は9ヵ月までに得られ，以降 12 ヵ月までの延長による利益は少ない。

Comment

HIV 非感染者における潜在性結核感染の治療の研究では，12 ヵ月間の治療が 6 ヵ月間の治療よりも有効であることが示されている。しかし，いくつかの研究ではイソニアジドの最大有益効果は 9 ヵ月までに到達しており，以降の 12 ヵ月までの延長治療によって得られる利益は少ないことが示されている。

Source

CDC. Targeted tuberculin testing and treatment of latent tuberculosis infection. https://www.cdc.gov/mmwr/PDF/rr/rr4906.pdf

Rule 176　結核菌

潜在性結核感染の治療の完了は，治療期間ではなく，薬剤投与の合計回数に基づく。

Comment

潜在性結核感染の治療の完了は，治療期間ではなく，薬剤の合計投与回数に基づく。例えば，イソニアジドの 9 ヵ月連日プログラムでは治療中に短期間の中断を許すので，12 ヵ月間の合計投与回数は少なくとも 270 回，6 ヵ月プログラムでは 9 ヵ月間に少なくとも 180 回，週 2 回 9 ヵ月プログラムでは 12 ヵ月間に少なくとも 76 回，6 ヵ月プログラムでは 9 ヵ月間に 52 回の投与回数となる。これらの合計投与回数を満たした時点で治療完了となる。

Source

CDC. Targeted tuberculin testing and treatment of latent tuberculosis infection. https://www.cdc.gov/mmwr/PDF/rr/rr4906.pdf

Rule 177　クロストリディオイデス・ディフィシル

CDI の便検査では下痢便を用いる。

Comment

クロストリディオイデス・ディフィシル（*Clostridioides difficile*；CD）による感染症（CD infection；CDI）の検査は下痢症状がみら

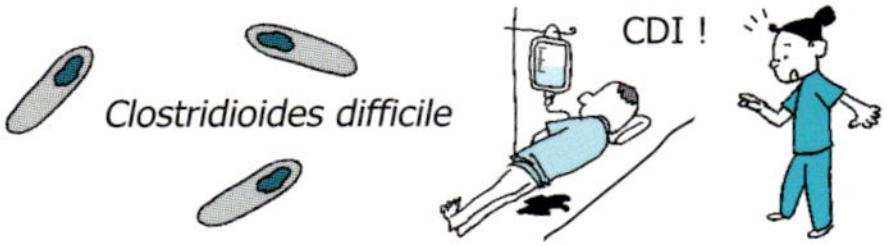

れる患者に限定する。CDの腸管保菌はよくみられるため，下痢のない患者が検査で陽性であるという理由でCDIとは診断しない。検査では便検体の質を確保するために，「下剤を投与された患者の便検体は提出しない」「24時間で3回以上の無形便が新規にみられ，かつ，その原因が不明の患者の便検体のみを提出する」などを実施する。便の形状についてはBristol scoreが使用されるが，このスコアで5以上の便を用いるのがよい。

Bristol score

❶木の実のような個々の硬い便である。
❷ソーセージ状であるが，塊になっている。
❸ソーセージ状もしくは蛇状で，表面にヒビ割れがある。
❹ソーセージ状もしくは蛇状で，滑らかで軟らかである。
❺軟らかな小さい塊であり，輪郭が明確である。
❻輪郭が不明瞭なフワフワした柔らかい便である。
❼水様便であり，固形塊はない。

Source

ESCMID. Guidance document for prevention of *Clostridium difficile* infection in acute healthcare settings. Clin Microbiol Infect. 2018; 24（10）：1051-1054.

IDSA & SHEA. Clinical Practice Guidelines for *Clostridium difficile* Infection in Adults and Children：2017 Update by the Infectious Diseases Society of America（IDSA）and Society for Healthcare Epidemiology of America（SHEA）. Clin Infect Dis. 2018；66（7）：e1-e48.

Clostridioides（*Clostridium*）*difficile* 感染症診療ガイドライン作成委員会編集：*Clostridioides*（*Clostridium*）*difficile* 感染症診療ガイドライン，2018

MEMO

クロストリディオイデス・ディフィシルについて

抗菌薬の投与によって腸内細菌叢の大半が死滅してしまうことがあるが，そこで生き残って腸内を支配する菌交代症を起こす細菌の代表がクロストリディオイデス・ディフィシル（CD）である。CD は腸内で増殖し，トキシン A やトキシン B といった毒素を産生して腸炎を起こす。下痢を主症状とする腸炎で発熱を伴うこともある。また大腸の壁に偽膜を形成する偽膜性腸炎を起こしたり，麻痺性イレウスや中毒性巨大結腸症などを合併することもある。

Rule 178 クロストリディオイデス・ディフィシル

CDI 対策としての手指衛生は，通常はアルコール手指消毒を実施し，アウトブレイク発生時や症例数が多い状況では石鹸と流水による手洗いに切り替える。

Comment

手指衛生には「アルコール手指消毒」と「石鹸と流水による手洗い」があるが，これらを CDI の蔓延度によって適切に切り替えることが大切である。感染対策で重要な病原体は CD のみではない。緑膿菌や腸内細菌科細菌など様々な病原体が問題となっている。CD に対する感染対策だけを強化しても，他の耐性菌のアウトブレイクが発生してしまっては意味がない。そこで重要になるのが，WHO の「手指衛生の 5 つのタイミング」であり，アルコール手指消毒薬を安易に放棄することはできない。CDI の散発例が

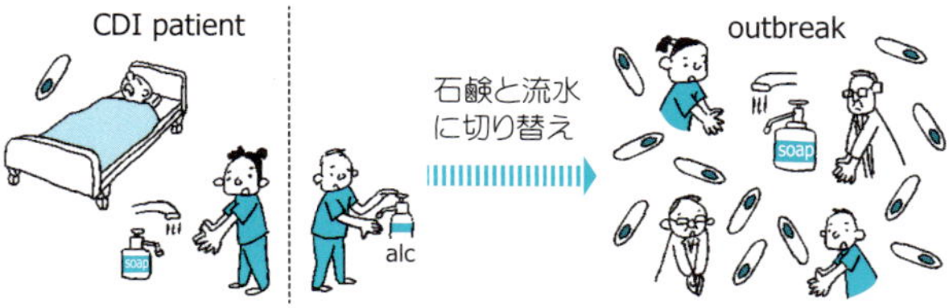

みられたり，症例数が若干多い状況ではアルコール手指消毒を継続すればよい。しかし，アウトブレイクや相当数の患者がいる状況では「石鹸と流水による手洗い」に切り替える。なお，糞便に直接接触したり，糞便汚染がありそうな区域に接触する場合は，通常時でも「石鹸と流水による手洗い」を行う。

Source

WHO. Guidelines on hand hygiene in health care, 2009. http://whqlibdoc.who.int/publications/2009/9789241597906_eng.pdf

ESCMID. Guidance document for prevention of *Clostridium difficile* infection in acute healthcare settings. Clin Microbiol Infect. 2018；24（10）：1051-1054.

IDSA & SHEA. Clinical Practice Guidelines for *Clostridium difficile* Infection in Adults and Children：2017 Update by the Infectious Diseases Society of America（IDSA）and Society for Healthcare Epidemiology of America（SHEA）. Clin Infect Dis. 2018; 66（7）：e1-e48.

Clostridioides（*Clostridium*）*difficile* 感染症診療ガイドライン作成委員会編集：*Clostridioides*（*Clostridium*）*difficile* 感染症診療ガイドライン，2018

Rule 179　クロストリディオイデス・ディフィシル

CDI 対策としては接触予防策を実施する。

Comment

アルコール手指消毒であっても，石鹸と流水による手洗いであっても，CDI の患者には接触予防策を実施しなければならない。この場合，接触予防策は下痢・泥状便が改善してから少なくとも 48 時間経過するまで継続する。CDI の患者数が多い状況が続いている場合は，すべての CDI 患者が退院するまで接触予防策を延長することもある。

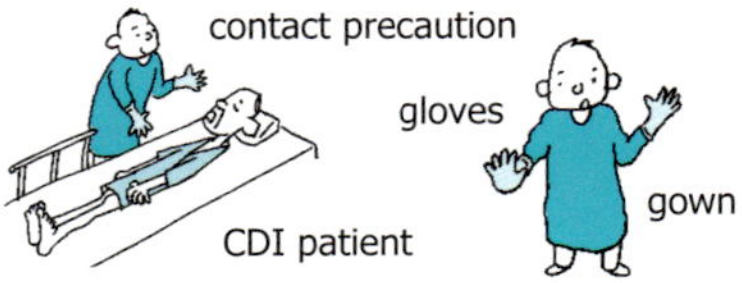

Source

ESCMID. Guidance document for prevention of *Clostridium difficile* infection in acute healthcare settings. Clin Microbiol Infect. 2018；24(10)：1051-1054.

IDSA & SHEA. Clinical Practice Guidelines for *Clostridium difficile* Infection in Adults and Children：2017 Update by the Infectious Diseases Society of America (IDSA) and Society for Healthcare Epidemiology of America (SHEA). Clin Infect Dis. 2018；66 (7)：e1-e48.

Clostridioides (*Clostridium*) *difficile* 感染症診療ガイドライン作成委員会編集：*Clostridioides* (*Clostridium*) *difficile* 感染症診療ガイドライン，2018

Rule 180 クロストリディオイデス・ディフィシル

CDI 治療の第一選択薬としてメトロニダゾールを使用する。

Comment

初発で非重症の CDI ではメトロニダゾール内服を用いる。初発の重症 CDI ではバンコマイシン内服を用いる。再発ではバンコマイシン内服が使用されるが，複数回再発ではバンコマイシン内服のパルス・漸減療法が推奨される。フィダキソマイシン内服は再発リスクの高い患者やアウトブレイク時に使用する。

Source

Clostridioides (*Clostridium*) *difficile* 感染症診療ガイドライン作成委員会編集：*Clostridioides* (*Clostridium*) *difficile* 感染症診療ガイドライン，2018

Rule 181 疥癬虫

通常疥癬には標準予防策で対応し，角化型疥癬には接触予防策を加える。

Comment

疥癬には，通常疥癬と角化型疥癬がある。通常疥癬の患者には標準予防策で対応するが，角化型疥癬は通常疥癬とは異なり，疥癬虫（ヒゼンダニ）の数が極めて多く，感染力が強力であるため，標準予防策に加えて接触予防策を実施する。この場合の隔離期間は治療開始後 1 ～ 2 週間である。

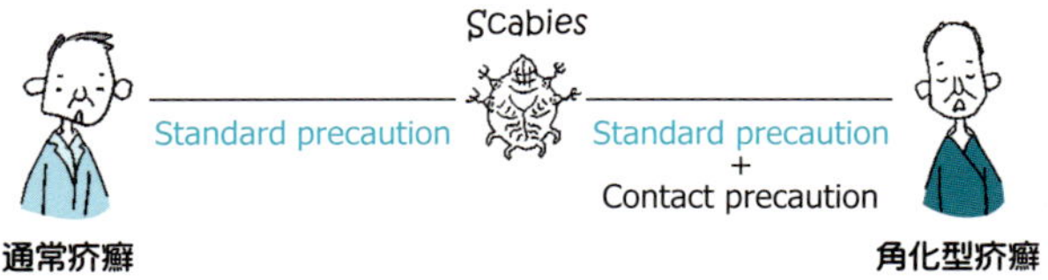

Source

日本皮膚科学会疥癬診療ガイドライン策定委員会．疥癬診療ガイドライン（第 3）. https://www.dermatol.or.jp/uploads/uploads/files/guideline/kaisenguideline.pdf

MEMO

角化型疥癬について

角化型疥癬（過去にはノルウェー疥癬と呼ばれていた）は高齢者，免疫不全の人，瘙痒感を感じることができない，引っ掻くことができない状況の人（脊髄損傷，麻痺，感覚喪失，精神衰弱など）にみられる重症型の疥癬である。水疱や皮膚の上の痂皮(多数の疥癬虫を含む)が特徴である。患者は免疫状態や神経学的状況に変化があるため，瘙痒感がないことがある。多数の疥癬虫（最大 200 万匹）に感染しているため感染力が極めて強い。しかし，角化型疥癬の疥癬虫が通常疥癬の疥癬虫よりも病原性が高いわけではない。通常疥癬は感染者との直接かつ長時間の皮膚と皮膚の接触で伝播するが，角化型疥癬は短時間の皮膚と皮膚の接触で疥癬虫を伝播させる。感染者が用いたベッド，衣類，家具を介して伝播することもある。

Rule 182　疥癬虫

通常疥癬では日常的な清掃でよいが，角化型疥癬では落屑が飛散しないように清掃する。

Comment

病室の清掃については，通常疥癬では日常的な清掃でよい。角化型疥癬ではモップや粘着シートなどで落屑を回収してから，掃除機で清掃する。落屑が多いからといって直接掃除機をかけてしまうと，掃除機の排気で落屑がまき散らされてしまう。車椅子やストレッチャーなどの管理については，通常疥癬では日常的な清拭などの対応でよいが，角化型疥癬では隔離解除時に掃除機をかけるかピレスロイド系殺虫剤を散布する。

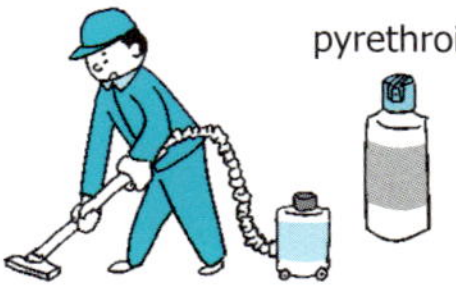

Source

日本皮膚科学会疥癬診療ガイドライン策定委員会．疥癬診療ガイドライン（第3）．https://www.dermatol.or.jp/uploads/uploads/files/guideline/kaisenguideline.pdf

Rule 183 疥癬虫

疥癬患者が用いたシーツ・寝具・衣類・布団については適切に処置する。

Comment

疥癬患者におけるシーツ・寝具・衣類の交換は，通常疥癬では日常的な交換でよいが，角化型疥癬では自家感染を防ぐために，治療のたびに交換する。シーツ，寝具，衣類などの洗濯は通常疥癬では普段行う洗濯でよいが，角化型疥癬では「通常の洗濯後に乾燥機で乾燥させる」「50℃ 10分間の熱処理をしたあとに通常の洗濯をする」「密閉プラスチックバッグに入れて密閉し，ピレスロイド系殺虫剤を噴霧してから通常の洗濯をする」のいずれかの対応をする。布団については，通常疥癬では消毒の必要はないが，角化型疥癬では患者の退院時に1回，熱乾燥するかピレスロイド系殺虫剤を散布する。

Source

日本皮膚科学会疥癬診療ガイドライン策定委員会．疥癬診療ガイドライン（第3）．https://www.dermatol.or.jp/uploads/uploads/files/guideline/kaisenguideline.pdf

Rule 184 疥癬虫

角化型疥癬の患者の入浴では特別な対応が必要である。

Comment

入浴について通常疥癬の患者の場合は，疥癬患者以外の患者と同様に通常の方法で入浴しても問題ない。しかし，角化型疥癬の患者の入浴は，その日の最後の入浴とし，入浴後は浴槽や流しを水で洗い流し，脱衣場には掃除機をかけるといった対応が必要となる。

Source

日本皮膚科学会疥癬診療ガイドライン策定委員会．疥癬診療ガイドライン（第3）．https://www.dermatol.or.jp/uploads/uploads/files/guideline/kaisenguideline.pdf

Rule 185 疥癬虫

疥癬治療において，通常疥癬ではフェノトリン塗布かイベルメクチン内服を，角化型疥癬では両者を用いる。

Comment

通常疥癬の治療ではフェノトリン（スミスリン®ローション）を塗布するか，イベルメクチン（ストロメクトール®錠）を内服する。フェノトリンは頸部以下の皮疹の無い部分を含めた全身に塗布するが，高齢者や小児では通常疥癬であっても，顔面および頭部を含めた全身に塗布する。角化型疥癬では，最初に厚い角質層を除去し，その後，フェノトリン塗布およびイベルメクチンの内服を行う。フェノトリンおよびイベルメクチンを含めたほとんどの抗疥癬薬には殺卵作用はないので，疥癬虫が3～5日で孵化することを考慮して薬の投与間隔を設定する。すなわち，フェノトリンは1週間隔で少なくとも2回外用する。イベルメクチンについては，1回目の内服後1週間後に再来してもらい，疥癬虫が検出されたり，疥癬トンネルなどがみられれば，2回目の内服とする。

Source

日本皮膚科学会疥癬診療ガイドライン策定委員会．疥癬診療ガイドライン（第 3）．https://www.dermatol.or.jp/uploads/uploads/files/guideline/kaisenguideline.pdf

Rule 186　疥癬虫

疥癬患者と長期間の皮膚と皮膚の接触がある同居家族は治療を行う。

Comment

通常疥癬および角化型疥癬では，同居家族に疥癬の予防治療を行う。特に長期間の皮膚と皮膚の接触のある家族には推奨する。過去 1 ヵ月以内に感染者との長時間の皮膚と皮膚の接触のあった濃厚接触者にも予防治療をする。予防治療を行うと，潜伏期にある人も発症せずに治癒させることが期待できる。

Source

CDC. Parasites; Scabies. https://www.cdc.gov/parasites/scabies/

日本皮膚科学会疥癬診療ガイドライン策定委員会．疥癬診療ガイドライン（第 3）．https://www.dermatol.or.jp/uploads/uploads/files/guideline/kaisenguideline.pdf

Rule 187　針刺し　血液媒介病原体　職業感染

医療従事者は針刺し防止に努めなければならない。

Comment

針刺しは血液媒介病原体（HBV，HCV，HIV など）に感染する可能性を生むため，医療従事者は職業感染対策として針刺し防止に努めなければならない。針刺しを防ぐためにリキャップを両手で行わない。状況によりリキャップせざるを得ない場合はキャップをテーブルの上などに置き，針付き注射器でキャップをすくい上げるようにしてリキャップする。決して両手でキャップと注射器を持ってリキャップしてはならない。

Source

CDC. Guideline for isolation precautions in hospitals. The Hospital Infection Control Practices Advisory Committee. Infect Control Hosp Epidemiol. 1996；17（1）：53-80.

MEMO

安全装置付き器材について

針刺し損傷防止機能を持った安全装置付きの留置針や翼状針の使用が望まれるが，安全器材と言えども安全装置を作動させなければ，針刺しを防ぐことはできない。安全器具には，オートマチックに安全装置が作動するpassiveタイプと使用者が作動させるactiveタイプがあるが，安全器具として導入する場合はpassiveタイプが望ましい。

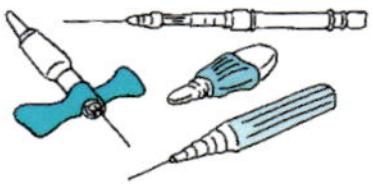

Rule 188　B型肝炎ウイルス　血液媒介病原体

医療従事者はHBVワクチンを接種して，HBs抗体を獲得しておく。

Comment

B型肝炎ウイルス（hepatitis B virus；HBV）は，血液媒介病原体であることから環境表面に付着したHBVが手指の小さな傷口などから体内に侵入し，感染してしまうことがある。そのため，血液曝露の危険性が高い医療環境で長時間の勤務をする医療従事者は無自覚のHBV曝露から身を守るために，HBVワクチンを接種して，HBs抗体を獲得しておくべきである。

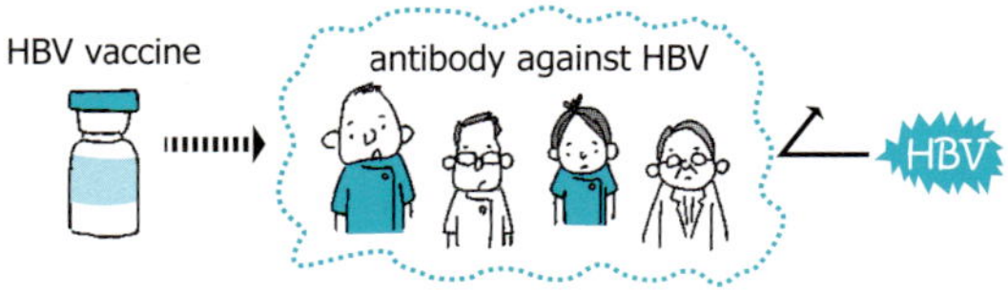

Source

CDC Guidance for evaluating health-care personnel for hepatitis B virus protection and for administering postexposure management, 2013. https://www.cdc.gov/mmwr/pdf/rr/rr6210.pdf

Rule 189 B 型肝炎ウイルス 血液媒介病原体

HBVワクチン接種予定者の接種前のHBs抗体検査は不要である。

Comment

HBV 感染に感受性があるか否かを確認するためにワクチン接種予定者を対象として，ワクチン接種前に HBs 抗体検査を実施する必要はない。しかし，ワクチンを接種したあとに HBs 抗体に関するスクリーニング検査を行うことは，業務中に血液曝露の危険性がある医療従事者に対しては推奨される。スクリーニング検査は，1 コース（3 回接種）が終了してから 1～2 ヵ月後に実施する。検査の目的は「ワクチンの効果が認められるかどうかを確認する」「今後の適切な曝露後予防や再ワクチンの必要性を決定する」ことにある。

Source

CDC. Guideline for infection control in hospital personnel 1998. http://www.cdc.gov/hicpac/pdf/InfectControl98.pdf

Updated U.S. Public Health Service. Guidelines for the management of occupational exposures to HBV, HCV, and HIV and Recommendations for postexposure prophylaxis, 2001. http://www.cdc.gov/mmwr/PDF/rr/rr5011.pdf

Rule 190 B 型肝炎ウイルス 血液媒介病原体

HBV ワクチンの第 1 コースに反応しない医療従事者には第 2 コースの接種を行う。

Comment

HBV ワクチンの第 1 コース（3 回接種）を終了したにもかかわらず，HBs 抗体が 10mIU/mL 未満の人には第 2 コース（3 回接種）

を実施する。第1コースでHBs抗体を獲得できなかった人が第2コースで抗体を獲得できる可能性は30～50%である。第2コースで抗体を獲得できなくても第3コースは実施しない。この場合，第2コースで抗体を獲得できなかった人にはHBVに感受性があることから「HBVの曝露予防の方法（標準予防策や安全器具の使用など）」や「HBs抗原陽性血液への曝露が発生した場合のB型肝炎用免疫グロブリン（hepatitis B immune globulin；HBIG）の投与」について十分な説明をしておくことが重要である。

Source

CDC. Guideline for infection control in hospital personnel 1998. http://www.cdc.gov/hicpac/pdf/InfectControl98.pdf

Updated U.S. Public Health Service. Guidelines for the management of occupational exposures to HBV, HCV, and HIV and Recommendations for postexposure prophylaxis, 2001. http://www.cdc.gov/mmwr/PDF/rr/rr5011.pdf

Rule 191　B型肝炎ウイルス　血液媒介病原体

HBVワクチンによってHBs抗体を獲得した医療従事者にはHBs抗体の定期検査は必要ない。

Comment

HBVワクチンの接種によって10mIU/mL以上のHBs抗体を獲得すればB型肝炎に対する免疫があるとみなされる。HBVワクチンの接種でHBs抗体を獲得した正常免疫の人は，22年以上にわたり急性および慢性B型肝炎から守られることが明らかにされている。このように長期間の防御能を維持できることから，HBs抗体を獲得した医療医従事者においては以降のHBs抗体の定期検査は必要ない。

Source

CDC Guidance for evaluating health-care personnel for hepatitis B virus protection and for administering postexposure management, 2013. https://www.cdc.gov/mmwr/pdf/rr/rr6210.pdf

Rule 192 **B型肝炎ウイルス　血液媒介病原体**

HBV ワクチンで獲得された HBs 抗体は経年的に検出感度以下になってもブースター接種は必要ない。

Comment

HBV ワクチンによって誘導された HBs 抗体の産生は時間の経過とともに次第に減弱し，接種後 8 年以上経過すると約 60%の人において HBs 抗体が検出されなくなる。しかし，HBs 抗体が検出感度以下であっても，肝炎や慢性感染に対する抵抗性は保たれるため HBV ワクチンをブースター接種する必要はない。

Source

CDC. Guideline for infection control in hospital personnel 1998. http://www.cdc.gov/hicpac/pdf/InfectControl98.pdf

Updated U.S. Public Health Service. Guidelines for the management of occupational exposures to HBV, HCV, and HIV and Recommendations for postexposure prophylaxis, 2001. http://www.cdc.gov/mmwr/PDF/rr/rr5011.pdf

Rule 193 **B型肝炎ウイルス　血液媒介病原体**

血液透析患者は，HBs 抗体価が低下すると HBV への抵抗力は維持されないため，HBV ワクチンのブースター接種を行う。

Comment

HBV ワクチンで HBs 抗体を獲得した正常免疫の人では抗体価が検出感度以下に低下しても，HBV への抵抗力を維持している。しかし，血液透析患者においては，HBs 抗体が 10mIU/mL 未満に低下すると HBV への抵抗力は維持されない。従って，HBV ワクチン

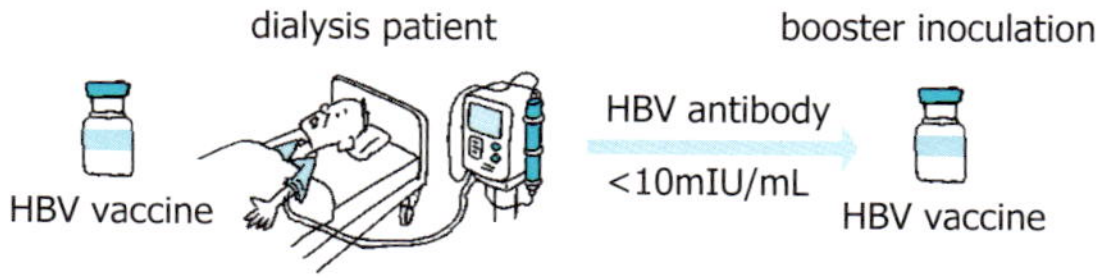

にて HBs 抗体を獲得した透析患者には HBs 抗体を毎年再検査し，HBs 抗体が 10mIU/mL 未満に減少したら HBV ワクチンのブースター接種を行う。

Source

CDC. Recommendations for preventing transmission of infections among chronic hemodialysis patients, 2001. http://www.cdc.gov/mmwr/PDF/rr/rr5005.pdf

Rule 194　B 型肝炎ウイルス　血液媒介病原体　職業感染

医療従事者が HBV に曝露した場合，HBV ワクチンの接種歴と HBs 抗体の有無によって対応が異なる。

Comment

医療従事者が HBV に曝露した場合，HBs 抗体が 10mIU/mL 以上であれば，HBV に曝露しても感染の危険性はないので，特に対応する必要はない。しかし，HBs 抗体が 10mIU/mL 未満であれば，

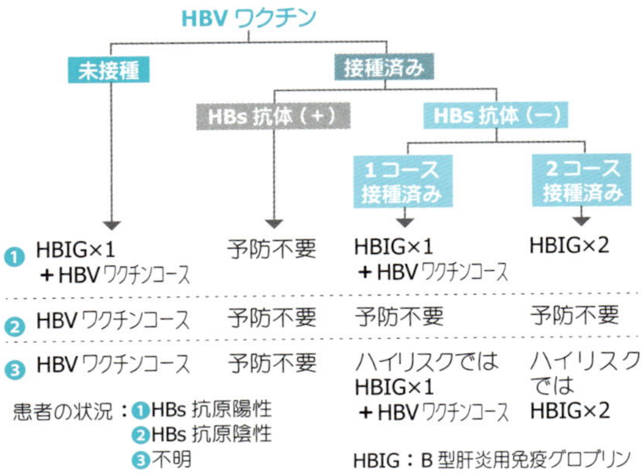

HBV に関する針刺しの対応

(CDC. Immunization of health-care personnel, 2011. http://www.cdc.gov/mmwr/pdf/rr/rr6007.pdf より)

曝露後 24 時間以内に B 型肝炎用免疫グロブリン（HBIG）を投与しなければならない。そして，HBV ワクチンのコースが未実施であるか 1 コースのみの実施であれば，HBV ワクチンコース（3 回接種）を開始する。HBV に曝露した医療従事者が 2 コースの HBV ワクチンコースを受けたにもかかわらず，HBs 抗体が 10mIU/mL 未満の場合，ワクチンの追加接種の必要はないが，曝露後 24 時間以内に HBIG を投与し，1 ヵ月の間隔を空けて 2 回目の HBIG を追加投与する。

Source

Updated U.S. Public Health Service. Guidelines for the management of occupational exposures to HBV, HCV, and HIV and Recommendations for postexposure prophylaxis, 2001. http://www.cdc.gov/mmwr/PDF/rr/rr5011.pdf

Rule 195　C型肝炎ウイルス　血液媒介病原体　職業感染

HCV の針刺しが発生したら曝露後 48 時間以内に HCV 抗体を測定し，3 週間以上が経過した時点で HCV RNA を検査する。

Comment

医療従事者が C 型肝炎ウイルス（hepatitis C virus；HCV）感染患者の血液で針刺しした場合，曝露後 48 時間以内に医療従事者の HCV 抗体を測定する。これは曝露の時点で医療従事者が HCV に感染していないことを確認するためである。HCV 抗体が陽性であれば，針刺しの時点で HCV に感染していることになるため，速やかに肝炎専門医に相談する。HCV 抗体が陰性であれば，フォローアップしていき，曝露後 3 週間以上が経過した時点で HCV RNA を検査する。そこで HCV RNA が検出されなければフォローを終了できる。HCV RNA が陽性であれば針刺しによって HCV に感染した可能性があるとして肝炎専門医に相談する。曝露後予防として，免疫グロブリン製剤や抗ウイルス薬を投与することは推奨されない。

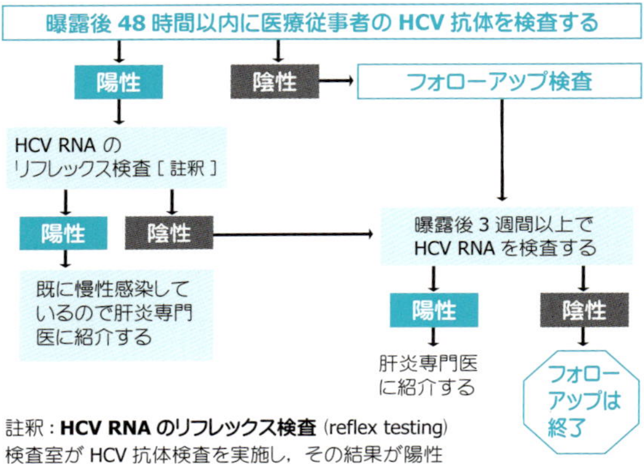

註釈：**HCV RNA のリフレックス検査**（reflex testing）
検査室が HCV 抗体検査を実施し，その結果が陽性となった場合。同じ検体を用いて HCV RNA 検査を引き続き迅速に実施すること。

HCV の針刺し後の対応

Source

Updated U.S. Public Health Service. Guidelines for the management of occupational exposures to HBV, HCV, and HIV and Recommendations for postexposure prophylaxis, 2001. http://www.cdc.gov/mmwr/PDF/rr/rr5011.pdf

CDC. Viral infection：Hepatitis C information. https://www.cdc.gov/hepatitis/hcv/profresourcesc.htm

Rule 196　ヒト免疫不全ウイルス　血液媒介病原体　職業感染

HIV の血液・体液曝露時は，予防が必要と判断されたら，「FTC + TDF + RAL」の 3 剤レジメを迅速に開始し，4 週間継続する。

Comment

ヒト免疫不全ウイルス（human immunodeficiency virus；HIV）の針刺しが発生したら速やかに曝露後予防が必要か否かを判断する。必要と判断されたら，「エムトリシタビン（FTC）＋テノホビル（TDF）＋ラルテグラビル（RAL）」の 3 剤レジメを開始する。

このレジメは曝露者が内服しやすく，抗ウイルス効果が強力であり，薬剤の相互作用が少ない。また，妊婦にも用いることができる。「FTC ＋ TDF ＋ RAL」以外の組み合わせも状況に応じて用いる。例えば，TDF は腎毒性がみられることがあるので，腎疾患を有する人にはジドブジン（ZDV）を TDF の代替として用いることができる。その他，RAL の替わりに「ダルナビル（DRV）＋リトナビル（RTV）」などを用いることもできる。曝露後予防が必要であると判断した場合は，迅速に開始して 4 週間継続する。

Source

Updated US Public Health Service Guideline for the management of occupational exposures to human immunodeficiency virus and Recommendations for postexposure prophylaxis. Infect Control Hosp Epidemiol 2013；34（9）：875-892.

Rule 197　ヒト免疫不全ウイルス　血液媒介病原体　職業感染

第 4 世代 HIV 検査を用いる場合，フォローアップ期間は曝露後 4 ヵ月で完了してもよい。

Comment

HIV の職業上曝露（針刺しなど）のあとのフォローアップに第 4 世代 HIV 検査（HIV 抗原 / 抗体の両者を測定できる）を用いれば，HIV 感染を早期に検出できるので，曝露後 4 ヵ月のフォローアップでよい。例えば，曝露時，6 週間後，4 ヵ月後である。ただし，HIV と HCV の両方に感染している患者に曝露して，HCV に感染した医療従事者には HIV のフォローアップを曝露後 12 ヵ月後まで延長する。

Source

Updated US Public Health Service Guideline for the management of occupational exposures to human immunodeficiency virus and Recommendations for postexposure prophylaxis. Infect Control Hosp Epidemiol 2013；34（9）：875-892.

MEMO

HIV スクリーニング検査について

HIV スクリーニング検査は進化しており，現在は第 4 世代が用いられている。第 1 世代は HIV1-IgG を測定し，第 2 世代では HIV1/2-IgG を測定できる。第 3 世代では HIV1/2 の IgG+IgM が測定され，第 4 世代では第 3 世代に加えて，HIV1p24 抗原も測定できるようになった。その結果，ウインドウ期（感染してから検査が陽性化するまでの期間）は第 1 世代および第 2 世代では約 50 日程度であったものが，第 3 世代では約 22 日まで短縮され，第 4 世代では約 17 日となった。これにより，HIV 感染症の急性感染期でも HIV スクリーニング検査を実施すれば陽性化を確認できるようになった。HIV は遺伝子学的に HIV-1 と HIV-2 の 2 種類に大別される。HIV-1 は世界中で流行しており，HIV-2 は主に西アフリカに限局して流行している。ウイルスの病原性および感染力に関しては，HIV-1 は HIV-2 と比較して強い。

MEMO

梅毒と針刺しについて

梅毒検査が陽性の患者の血液が付着した鋭利物での針刺しのときにはどのように対応したらよいか？過去に梅毒に感染したドナーの血液を輸血されたことによって梅毒トレポネーマが伝播したという事例があった。その影響もあり，針刺しによっても梅毒に感染するのではないかと心配されてきた。しかし，これまで針刺しで梅毒が伝播したという報告はなく，針刺しによる梅毒感染は理論的な可能性だけと言える。それゆえ，梅毒検査陽性の患者の血液での針刺しでは抗菌薬を予防的に内服する必要はない。しかし，医療従事者が梅毒に職業感染した事例はある。これは梅毒患者の口腔内や生殖器の粘膜病変に素手で触れたことによる感染である。下疳，2 期梅毒の粘膜斑，扁平コンジロームには感染性があるので，手袋を着用して標準予防策を遵守し，これらの病変を素手で触れないようにする。

Category 9

多剤耐性菌

Multidrug-resistant organisms

Rule 198　**多剤耐性菌**

多剤耐性菌を理解する。

Comment

多剤耐性菌は「1 つ以上のクラスの抗菌薬に耐性の微生物」と定義される。ほとんどの多剤耐性菌は感受性菌と似た臨床症状を呈するが，多剤耐性菌感染症を合併すると，抗菌薬による治療が難渋するため入院期間が延び，費用，死亡率が増加する。

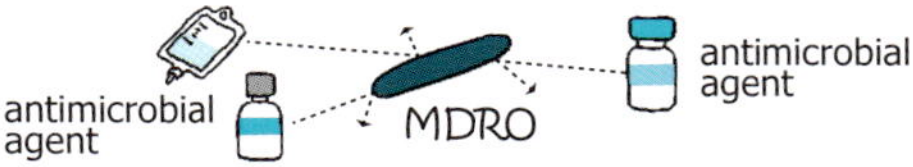

Source

CDC. Management of multidrug-resistant organisms in healthcare settings, 2006. https://www.cdc.gov/infectioncontrol/pdf/guidelines/mdro-guidelines.pdf

Rule 199　**多剤耐性菌**

多剤耐性菌は医療従事者の手指を介して接触感染するが，多剤耐性菌を保菌する医療従事者が曝露源になることはない。

Comment

多剤耐性菌の多くは医療従事者の手指を介してヒトからヒトへ伝播する接触感染を感染経路としている。医療従事者の手指は患者に直接触れたり，その周辺環境に触れることによって，容易に汚染を受ける。患者が下痢をしていたり，多剤耐性菌の保菌部位が消化管のときには患者の周辺環境は特に汚染されやすい。そのため，手指衛生が不十分であったり，手袋を適切に使用しなければ，医療従事者の手指を介して多剤耐性菌を患者から患者に伝播させてしまう。時々，医療従事者自身が多剤耐性菌を持続的に保菌していることがあるが，その菌が医療従事者から直接患者に伝播することはほとんどない。医療従事者の手指を媒介として，ある患者が持つ多剤耐性菌が別の患者に伝播することはあるが，医療従事者 - 患者間で直接的な耐性菌伝播はほとんどない。つまり，医療従事者は多剤耐性菌の媒介者となりうるが，曝露源になることはほとんどないということである。

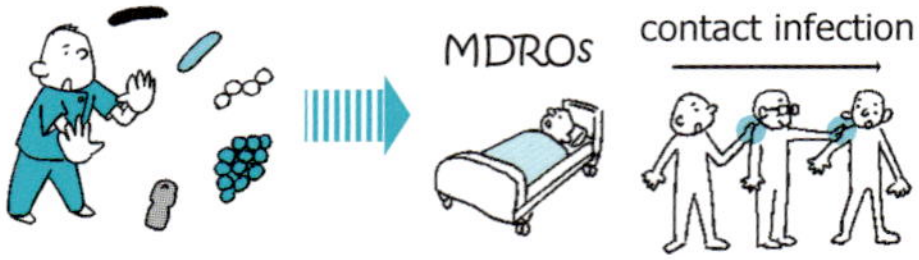

Source

CDC. Management of multidrug-resistant organisms in healthcare settings, 2006. https://www.cdc.gov/infectioncontrol/pdf/guidelines/mdro-guidelines.pdf

Rule 200 多剤耐性菌

脆弱な患者は複数の多剤耐性菌に感染しやすいため，病原体や抗菌薬を一つに絞った感染対策は成功しない。

Comment

1 人の患者が複数の多剤耐性菌を保菌しているという状況はよくみられることである。多剤耐性菌の保菌に関連する患者の危険因子は同じだからである。脆弱な患者は他の多剤耐性菌をまるで磁石のように吸いつけ続けるため，1 種類の病原体や 1 種類の抗菌薬に焦点を合わせた制御プログラムは成功しない。実際，バンコマイシン耐性腸球菌（VRE）のアウトブレイク対策を徹底していたときに MRSA が増加したという報告がある。また，セラチア菌のアウトブレイクが小児集中治療室で発生したとき，その制御策を実施している最中に MRSA のアウトブレイクが発生したという報告もある。

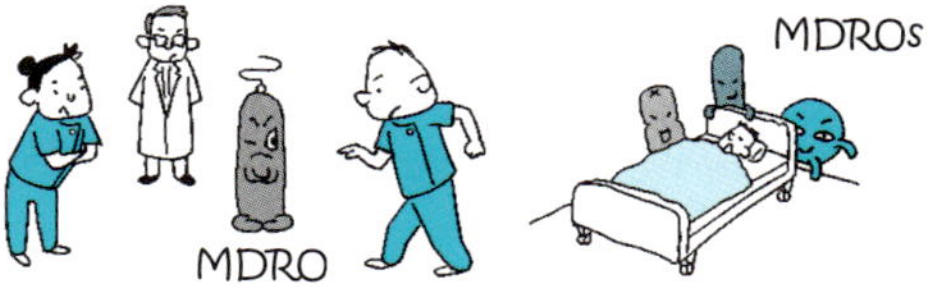

Source

CDC. Management of multidrug-resistant organisms in healthcare settings, 2006. https://www.cdc.gov/infectioncontrol/pdf/guidelines/mdro-guidelines.pdf

Rule 201　多剤耐性菌

多剤耐性菌制御は2段階アプローチで行う。

Comment

施設内で多剤耐性菌の伝播を防止する取り組みは，2 段階アプローチによるバンドルでの実施が推奨されている。第 1 段階のアプローチは，多剤耐性菌を制御するために日常的に取り組む基本的な活動である。第 1 段階の取り組みで制御できない多剤耐性菌の問題が生じたら，第 2 段階によるアプローチを行う。

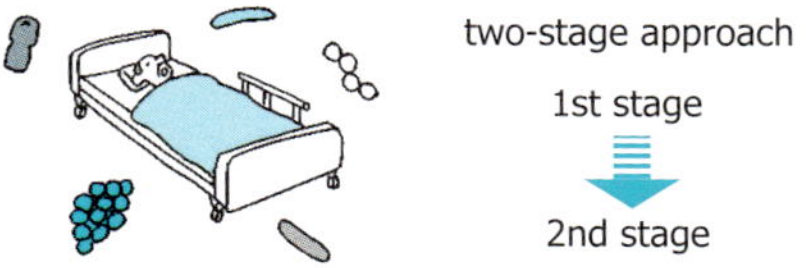

Source

CDC. Management of multidrug-resistant organisms in healthcare settings, 2006. https://www.cdc.gov/infectioncontrol/pdf/guidelines/mdro-guidelines.pdf

Rule 202　多剤耐性菌

第１段階：急性期病院では多剤耐性菌患者には接触予防策で対応し，長期ケア施設では標準予防策を実施する。

Comment

多剤耐性菌の感染患者のケアについて，急性期病院では接触予防策を実施する。長期ケア施設では，標準予防策を実施するが，大量の分泌物，排膿，便失禁などに接触するときには手袋とガウンを着用する。そして，感染性分泌物や排膿を封じ込めることができない場合は接触予防策を追加する。外来や在宅ケアでも多剤耐性菌の患者には標準予防策を実施するが，大量の分泌物，排膿，便失禁などに接触するときには手袋とガウンを着用する。

Source

CDC. Management of multidrug-resistant organisms in healthcare settings, 2006. https://www.cdc.gov/infectioncontrol/pdf/guidelines/mdro-guidelines.pdf

Rule 203　多剤耐性菌

第１段階：多剤耐性菌患者は個室に入室させ，個室が利用できなければコホーティングする。

Comment

多剤耐性菌の感染患者には個室を優先的に割り当てる。特に病原体の伝播に拍車をかけるような状況（分泌物や排泄物が封じ込められていないなど）の患者は最優先に個室隔離とする。同じ多剤耐性菌の患者が複数発生した際に，個室が足りないなどの事情で利用できない場合は，同じ多剤耐性菌の患者を一つの部屋にコホーティングして対応する。

Source

CDC. Management of multidrug-resistant organisms in healthcare settings, 2006. https://www.cdc.gov/infectioncontrol/pdf/guidelines/mdro-guidelines.pdf

Rule 204 多剤耐性菌

第 1 段階：多剤耐性菌抑制のために院内における抗菌薬の感受性パターンを把握しておく。

Comment

多剤耐性菌を生み出さない，増やさないためには，院内における抗菌薬の適切な処方が重要な鍵となる。そのためには，アンチバイオグラムを活用して自施設の薬剤感受性パターンを把握し，データ化しておく必要がある。医師は，そのデータを基に有効な抗菌薬を選択し，治療に用いることで不適切な処方を回避できる。

Source

CDC. Management of multidrug-resistant organisms in healthcare settings, 2006. https://www.cdc.gov/infectioncontrol/pdf/guidelines/mdro-guidelines.pdf

MEMO

アンチバイオグラムについて

日常的に提出される自施設の臨床分離菌と採用抗菌薬による薬剤感受性試験の結果を CLSI のブレイクポイントと照合して，S（感性）・I（中間）・R（耐性）で判定し，感受性株数（S）を分離全株数で割って算出したものが感受性率である。そして採用抗菌薬と臨床分離菌のすべての組み合わせで得られた自施設の薬剤感受性パターンを一覧表にまとめたものをアンチバイオグラムと言う。アンチバイオグラムは抗菌薬の適切な選択を行う手助けになり，不適切な処方による多剤耐性菌の出現を抑制する重要な役割を持つ。

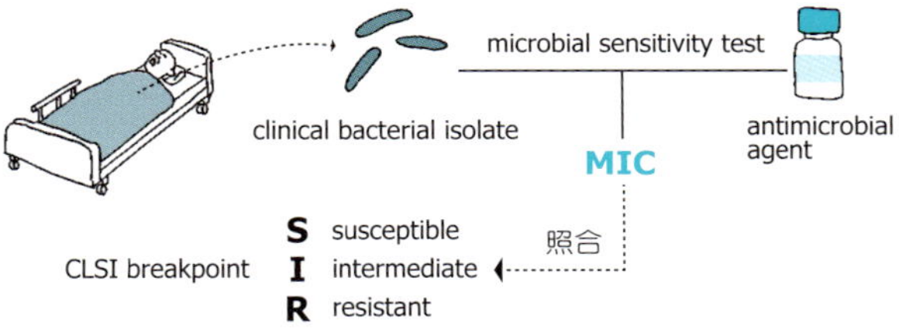

Rule 205 多剤耐性菌

第 1 段階：多剤耐性菌の監視体制を院内で整備しておく。

Comment

医療環境において感染対策上，ターゲットとすべき多剤耐性菌（MRSA，MDRP，ESBL 産生菌，MDRA など）や自施設で新規に出現した多剤耐性菌を迅速に把握するために微生物検査室では標準的な検査方法による菌検出を日常的に実施し，その結果を速やかに感染制御担当者にフィードバックする体制を整えておくことが大切である。

Source

CDC. Management of multidrug-resistant organisms in healthcare settings, 2006. https://www.cdc.gov/infectioncontrol/pdf/guidelines/mdro-guidelines.pdf

Rule 206 多剤耐性菌

第 2 段階：ハイリスク集団を対象に積極的監視培養を実施する。

Comment

ハイリスク集団（熱傷の患者，造血幹細胞移植患者，癌患者など）を対象とした積極的監視培養を入院時および入院後に定期的に実施する。積極的監視培養では皮膚の損傷部や排膿のある創部から検体を採取する。MRSA における検体採取では，前鼻腔のサンプリングで十分である。バンコマイシン耐性腸球菌（vancomycin-resistant enterococci；VRE）については，便，肛門，肛門周囲からサンプルを収集する。多剤耐性グラム陰性桿菌については，気道に保有されていることが疑われれば，気管チューブからの吸引物または喀痰を培養する。

Source

CDC. Management of multidrug-resistant organisms in healthcare settings, 2006. https://www.cdc.gov/infectioncontrol/pdf/guidelines/mdro-guidelines.pdf

Rule 207 多剤耐性菌

第２段階：多剤耐性菌患者すべてに接触予防策を実施する。

Comment

多剤耐性菌を保菌している，または多剤耐性菌に感染しているすべての患者に接触予防策を実施する。積極的監視培養を実施している場合は，サーベイランスによる培養で多剤耐性菌が陰性であると報告されるまで，接触予防策を継続する。

Source

CDC. Management of multidrug-resistant organisms in healthcare settings, 2006. https://www.cdc.gov/infectioncontrol/pdf/guidelines/mdro-guidelines.pdf

Rule 208 多剤耐性菌

第２段階：標準予防策や接触予防策の遵守にもかかわらず，多剤耐性菌の伝播が続く場合は，感染患者のケア担当者を専任とする。

Comment

標準予防策および接触予防策の遵守，患者のコホーティングにもかかわらず，多剤耐性菌の伝播が継続する場合は，ケア担当者を多剤耐性菌患者の専任に指定する。こうした感染対策の強化にもかかわらず，多剤耐性菌の伝播が続くようであれば，病棟への新規入院を中止する。

Source

CDC. Management of multidrug-resistant organisms in healthcare settings, 2006. https://www.cdc.gov/infectioncontrol/pdf/guidelines/mdro-guidelines.pdf

Rule 209 多剤耐性菌

第２段階：環境が多剤耐性菌の伝播継続に関与している疫学的根拠があれば，環境培養を実施する。

Comment

患者の近傍の環境表面および患者や医療従事者が触れた可能性のある環境表面（ドアノブ，蛇口の取っ手など）の洗浄と消毒を着実に施行する。環境が多剤耐性菌の継続的な伝播に関係しているという疫学的根拠があれば，環境培養（環境表面，医療器具など）を実施する。環境の感染源を駆逐できなければ，環境評価および洗浄強化のために病棟閉鎖を行う。

Source

CDC. Management of multidrug-resistant organisms in healthcare settings, 2006. https://www.cdc.gov/infectioncontrol/pdf/guidelines/mdro-guidelines.pdf

MEMO

感染対策上，特に問題となる多剤耐性菌について

メチシリン耐性黄色ブドウ球菌（MRSA）

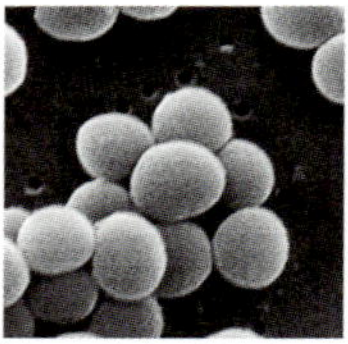

（ID#:11156，http://phil.cdc.gov/phil/details.asp より）

MRSA は，メチシリン耐性黄色ブドウ球菌（methicillin resistant *Staphylococcus aureus*）を指すが，メチシリンのみならずペニシリン系，セファロスポリン系，カルバペネム系など多くの系統の抗菌薬に耐性の多剤耐性菌である。MRSA には「院内感染型 MRSA」と「市中感染型 MRSA」がある。院内感染型 MRSA は日和見病原体で，抗がん剤治療や手術などによって抵抗力が低下している人に感染症を起こし，正常な免疫力を持つ人には感染症を起こさない。一方，市中感染型 MRSA は健康な人においても感染症を発症させることがある。市中感染型 MRSA は皮膚・軟部組織感染を多く引き起こすが，壊死性肺炎，壊死性筋膜炎，重症骨髄炎，敗血症などの重症感染症がみられることもある。MRSA 感染症の治療薬には，バンコマイシン，テイコプラニン，アルベカシン，リネゾリド，ダプトマイシンがある。

バンコマイシン耐性腸球菌（VRE）

腸球菌はヒト常在菌で病原性は低いが，易感染患者では尿路感染，創部感染，菌血症を引き起こすことがある。腸球菌属の代表的な菌に

は *Enterococcus faecalis* や *Enterococcus faecium* がある。バンコマイシン耐性腸球菌（vancomycin-resistant enterococci；VRE）はバンコマイシン以外の様々な抗菌薬にも耐性を示す。患者からVREが検出されても感染症の発症か，単なる保菌かの鑑別が極めて重要で，保菌であれば，抗菌薬治療の必要はない。VREによる感染症がみられたら，5類感染症として7日以内に届け出なければならない。保菌の場合には届け出の必要はない。

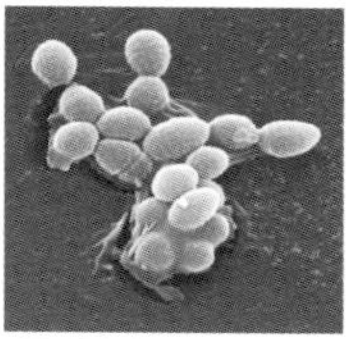
（ID#:258，http://phil.cdc.gov/phil/details.asp より）

多剤耐性緑膿菌（MDRP）

カルバペネム系，アミノグリコシド系，フルオロキノロン系の抗菌薬に耐性を示す緑膿菌が，多剤耐性緑膿菌（multidrug resistant *Pseudomonas aeruginosa*；MDRP）である。MDRPは多彩な耐性機序を有し，「バイオフィルムの産生」「AmpC型βラクタマーゼなどの分解酵素の過剰産生」「メタロβラクタマーゼの産生」「D2ポーリンの減少」「薬剤排出ポンプの機能亢進」「標的蛋白の変異」「薬剤修飾酵素の産生」などによって多剤耐性を獲得している。MDRPによる感染症は治療が困難となるが，治療薬としてコリスチンがある。

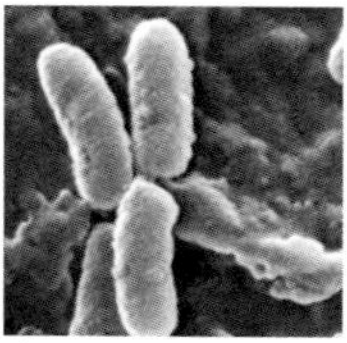
（ID#:232，http://phil.cdc.gov/phil/details.asp より）

多剤耐性アシネトバクター（MDRA）

アシネトバクター属菌は病原性は低いが，人工呼吸器装着患者のような抵抗力が低下している患者には人工呼吸器関連肺炎や菌血症などの重篤な感染症を引き起こすことがある。代表的なアシネトバクター属菌は，*Acinetobacter baumannii* である。カルバペネム系，アミノグリコシド系，フルオロキノロン系の抗菌薬に耐性を示すものが多剤耐性アシネトバクター（multidrug resistant *Acinetobacter*；MDRA）である。MDRAは「βラクタマーゼの産生」「外膜透過孔の変化」「排出ポンプ」などの耐性機序により多剤耐性となる。MDRAも日和見病原体で人工呼吸器関連肺炎などを起こした場合のみ治療が必要となる。治療薬には，コリスチン，チゲサイクリンがある。MDRAによる

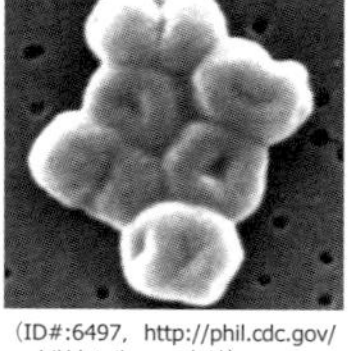
（ID#:6497，http://phil.cdc.gov/phil/details.asp より）

感染症がみられたら5類感染症として7日以内に届け出なければならない。保菌の場合には届け出の必要はない。

カルバペネム耐性腸内細菌科細菌（CRE）

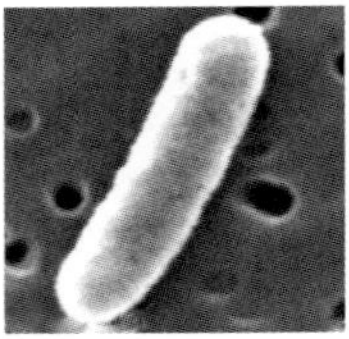
（ID#:10576，http://phil.cdc.gov/phil/details.asp より）

カルバペネム系抗菌薬に耐性となった腸内細菌科細菌をカルバペネム耐性腸内細菌科細菌（carbapenem resistant Enterobacteriaceae；CRE）と言う。本菌はカルバペネム系のみならず，フルオロキノロン系やアミノグリコシド系などの抗菌薬にも耐性である。CREの中でカルバペネマーゼを産生する細菌をカルバペネマーゼ産生腸内細菌科細菌（carbapenemase pruducing Enterobacteriaceae；CPE）という。カルバペネマーゼにはKPC型，NDM型，OXA型などがあり，KPC型は *Klebsiella pneumoniae* carbapenemase，NDM型はNew Delhi metallo-β-lactamase，OXA型はoxacillinに由来する。日本ではIMP型メタロβラクタマーゼを産生するCPEが1990年代から散見されるが，KPC型，NDM型，OXA型カルバペネマーゼを産生するCPEは極めて稀である。カルバペネマーゼ非産生のCREは「AmpC型βラクタマーゼの過剰産生＋外膜の変化（ポーリンの減少や欠失）」の耐性機序にて耐性化している。CREによる感染症は5類感染症として7日以内に届け出なければならない。保菌の場合には届け出の必要はない。

ESBL産生菌

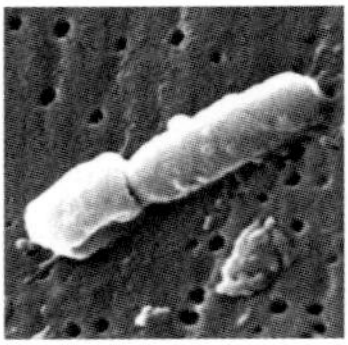
（ID#:6834，http://phil.cdc.gov/phil/details.asp より）

ESBL（extended-spectrum β-lactamase）は基質特異性拡張型βラクタマーゼと呼ばれるペニシリンを分解するペニシリナーゼ由来の酵素である。本来はセファロスポリン系を分解できない酵素が遺伝子の突然変異によって第3世代以降のセファロスポリン系も分解するようになったのがESBLである。ESBLには，TEM型，SHV型，CTX-M型などがある。ESBL産生菌はペニシリン系，セファロスポリン系，モノバクタム系に耐性を示すが，セファマイシン系やカルバペネム系には感受性がある。ESBL産生菌は肺炎桿菌や大腸菌が多いが，最近は *Proteus mirabilis*，*Serratia marcescens*，*Enterobacter cloacae* など多菌種に広がっている。

Category 10

抗菌薬

Antimicrobial agents

Rule 210　抗菌薬　適正使用

抗菌薬適正使用支援の定義および利点を理解する。

Comment

米国感染症学会および米国医療疫学学会は抗菌薬適正使用支援（antimicrobial stewardship；AS）の定義を「抗菌薬の投与量，投与期間，投与経路を含めた最適な抗菌薬レジメの選択を促進することによって抗菌薬の適正使用を向上および評価することを目的にデザインされた協調的な介入」とした。ASの利点には患者の予後の改善，クロストリディオイデス・ディフィシル感染症（*Clostridioides difficile* infection；CDI）などの有害事象の減少，抗菌薬感受性率の向上，医療の継続における資源活用の最適化などが含まれる。

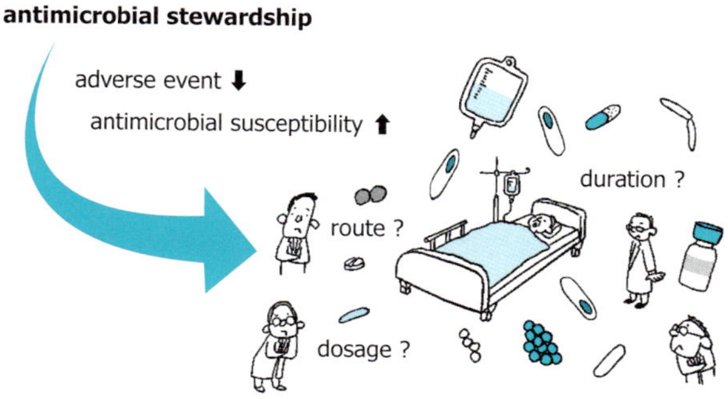

Source

Barlam TF, et al. Implementing an antibiotic stewardship program: Guidelines by the Infectious Diseases Society of America and the Society for Healthcare Epidemiology of America. http://cid.oxfordjournals.org/content/early/2016/04/11/cid.ciw118.full.pdf

Fishman N. Policy statement on amtimicrobial stewardship by the Society for Healthcare Epidemiology of America (SHEA), the Infectious Diseases Society of America (IDSA), and the Pediatric Diseases Society (PIDS). Infect Control Hosp Epidemiol 2012；33:322–7.

Rule 211　**抗菌薬　適正使用**

CDC の「抗菌薬適正使用支援プログラム」の核心的要素には 7 つの項目がある。

Comment

CDC の「抗菌薬適正使用支援プログラムの核心的要素」には以下の 7 項目がある。

❶指導者の誓約（Leadership commitment）：人的，経済的，情報テクノロジーなどの必要な資源を投入する。

❷責任者の指定（Accountability）：プログラムの成果に責任を持つ指導者を 1 人指定する。医師が指導者であることが効果的である。

❸薬剤の専門家（Drug expertise）：抗菌薬適正使用の向上にかかわる業務に責任を持つ薬剤師の指導者を 1 人指定する。

❹活動（Action）：少なくとも 1 件の推奨行動を実施する。例えば，一連の初期治療後に，治療の継続の必要性を総合的に評価する（48 時間後の抗菌薬「タイムアウト」）などの行動を実施する。

❺追跡（Tracking）：抗菌薬の処方および耐性菌のパターンを監視する。

❻報告（Reporting）：抗菌薬の使用および耐性菌の情報を医師，看護師，担当者に定期的に報告する。

❼教育（Education）：耐性菌および最適な処方について医師を教育する。

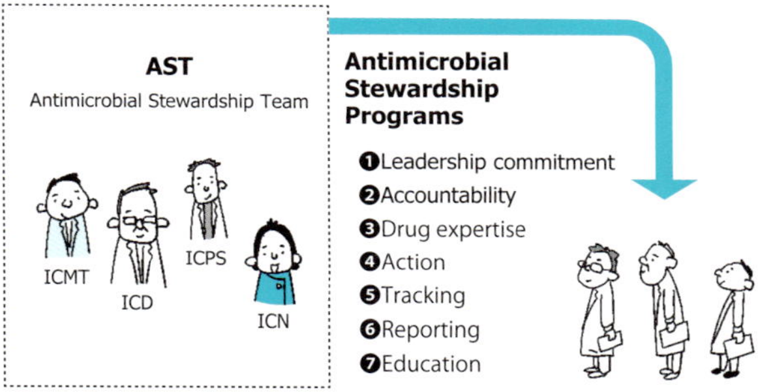

Source

CDC. Core elements of hospital antibiotic stewardship programs. https://www.cdc.gov/antibiotic-use/healthcare/pdfs/core-elements.pdf

Rule 212　抗菌薬　適正使用

事前許可制と事後届出制（監査とフィードバックを伴う）が推奨される。

Comment

「事前許可制（preauthorization）」と「事後届出制（監査とフィードバックを伴う）（Prospective audit and feedback）」は抗菌薬の適正な使用を向上させる。そして，これらは抗菌薬適正使用支援の主要な構成要素でもある。「事前許可制」は特定の抗菌薬について，処方前に許可を得ることを医師に求めることによって抗菌薬の適正な使用を向上させる戦略である。事前許可制は，制限された抗菌薬の使用を減少させ，関連費用を減らすことができる。そして抗菌薬耐性（特にグラム陰性菌）も減少させるが，患者には有害事象はみられない。「事後届出制（監査とフィードバックを伴う）」は抗菌薬を処方したあとに供給者に連絡するかたちの介入である。事後届出制もまた，患者予後に悪い影響を与えず，抗菌薬の適正な使用を向上させ，抗菌薬耐性を減らし，CDI 率を減らすことが示されている。

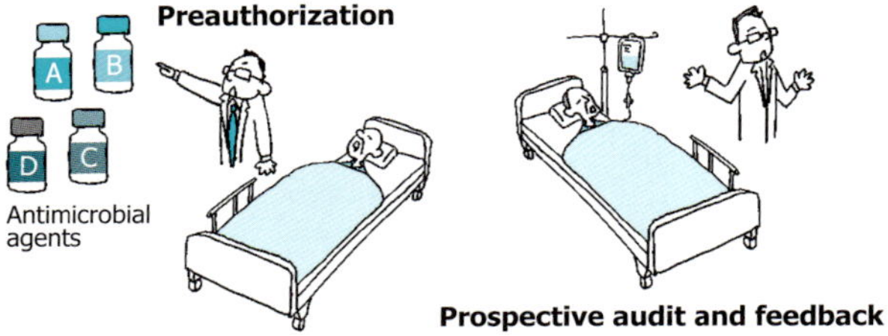

Source

Barlam TF, et al. Implementing an antibiotic stewardship program: Guidelines by the Infectious Diseases Society of America and the Society for Healthcare Epidemiology of America. http://cid.oxfordjournals.org/content/early/2016/04/11/cid.ciw118.full.pdf

Rule 213 **抗菌薬　適正使用**

抗菌薬の投与を開始したら，48 時間後に抗菌薬「タイムアウト」を実施する。

Comment

抗菌薬開始後 48 時間で抗菌薬「タイムアウト」（Antibiotic "Time outs"）を実施する。この対策では「患者は抗菌薬が有効な感染症に罹患しているか？」「投与薬剤，投与量，投与経路は正しいか？」「デ・エスカレーションできるか？」「治療期間はどれくらいか？」を確認する。抗菌薬「タイムアウト」は事後届出制とは異なる。抗菌薬「タイムアウト」は治療チームが実施するが，事後届出制は治療チーム以外のスタッフによって行われるからである。

Source

CDC. Core elements of hospital antibiotic stewardship programs. https://www.cdc.gov/antibiotic-use/healthcare/pdfs/core-elements.pdf

Rule 214　抗菌薬　適正使用

初期治療として，注射用抗菌薬から経口抗菌薬に切り替えて使用することが推奨される。

Comment

「初期治療として経口抗菌薬を適切に使用すること」および「抗菌薬を注射薬から経口薬に適時移行すること」を促進するための抗菌薬適正使用支援プログラムを推進する。経口抗菌薬の適正使用のためのプログラムは，抗菌薬の有効性および安全性を損なうことなく，医療費および在院日数を減らすことができる。そして，同じ抗菌薬の注射薬から経口薬への切り替えは，多くの医療施設で可能である。このようなプログラムの実施は日常的な薬剤活動に取り込むべきである。血管内カテーテルの必要性を減らすため，および外来での注射療法を減らすために，経口薬による治療を安全に完了できる患者を評価するためのプログラムも実施すべきである。

Source

Barlam TF, et al. Implementing an antibiotic stewardship program：Guidelines by the Infectious Diseases Society of America and the Society for Healthcare Epidemiology of America. http://cid.oxfordjournals.org/content/early/2016/04/11/cid.ciw118.full.pdf

Rule 215　抗菌薬　適正使用

ハイリスクの CDI を減らすために，抗菌薬適正使用支援の介入が推奨される。

Comment

ハイリスクのクロストリディオイデス・ディフィシル感染症（CDI）に関連する抗菌薬の使用を減らすためにデザインされた抗菌薬適正使用支援による介入が推奨される。CDI を減らすという目標は抗菌薬適正使用支援プログラムにおける最優先事項である。抗菌薬適正使用支援プログラムには病院で発症する CDI の低減を目的とした介入について示されている。具体的にはクリンダマイシンや広域抗菌薬（特にセファロスポリン系），フルオロキノロン系のようなハイリスク抗菌薬の使用を減らすことである。抗菌薬適正使用支援プログラムの実施によって，院内感染における CDI 発生率が突然もしくは直線的に減少することが示されている。感染対策を単に強化するだけでは CDI 発生率は減少しないが，第 2 および第 3 世代セファロスポリン系，クリンダマイシン，マクロライド系，フルオロキノロン系の使用を減らすための抗菌薬適正使用支援を実施したところ，CDI 発生率が減少したという報告がある。

Source

Barlam TF, et al. Implementing an antibiotic stewardship program: Guidelines by the Infectious Diseases Society of America and the Society for Healthcare Epidemiology of America. http://cid.oxfordjournals.org/content/early/2016/04/11/cid.ciw118.full.pdf

Rule 216　**抗菌薬　CDI**

抗菌薬投与中の患者に下痢症状がみられたら速やかに投与を中止する。

Comment

セフェム系や広域ペニシリン系といったβラクタム系抗菌薬やクリンダマイシンが投与されるケースでは，クロストリディオイデス・ディフィシル感染症（CDI）を引き起こすことがある。本症が疑われた場合は，可能であれば，まず使用中の抗菌薬の投与を中止する。CDI の診断ではトキシン A/B 酵素免疫アッセイ，グルタミン酸脱水素酵素（glutamate dehydrogenase；GDH），核酸増幅法（nucleic acid amplification test；NAAT），毒素産生性検査培養（toxigenic culture；TC）などを組み合わせたアルゴリズムが利用されている。CDI の治療薬としてはバンコマイシン内服やメトロニダゾール内服に加えて，フィダキソマイシン内服やベズロトクスマブ（抗トキシン B 抗体）注射が利用できるようになった。

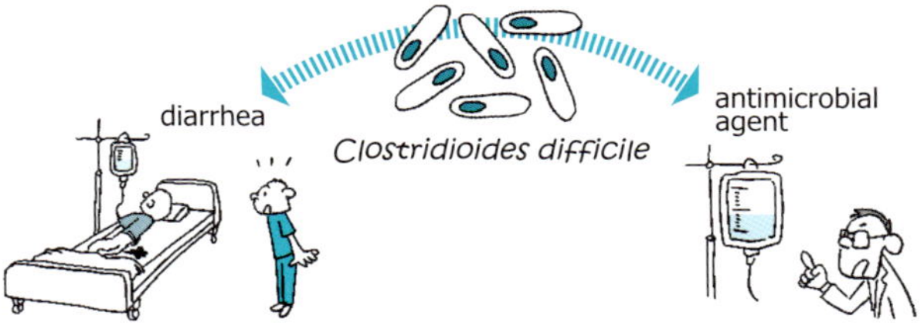

Source

IDSA & SHEA. Clinical Practice Guidelines for *Clostridium difficile* Infection in Adults and Children：2017 Update by the Infectious Diseases Society of America（IDSA）and Society for Healthcare Epidemiology of America（SHEA）. Clin Infect Dis. 2018；66（7）：e1-e48.

Clostridioides（*Clostridium*）*difficile* 感染症診療ガイドライン作成委員会編集：*Clostridioides*（*Clostridium*）*difficile* 感染症診療ガイドライン，2018

Rule 217　**抗菌薬　急性咽頭炎　適正使用**

急性咽頭炎の原因の大半はウイルスであり，抗菌薬は必要ない。唯一の例外はA群連鎖球菌による急性咽頭炎である。

Comment

急性咽頭炎の原因のほとんどがウイルスであることから，急性咽頭炎に対しては基本的に抗菌薬では治療しない。咽頭痛のある患者で抗菌薬治療が必要となるのは，A群連鎖球菌による急性咽頭炎であるが，それは成人の急性咽頭炎のわずか5～10％である。臨床症状のみでは原因病原体がA群連鎖球菌かウイルスかの区別はできないことから，A群連鎖球菌咽頭炎の診断を確定するためには迅速抗原検査が必要となる。

Source

CDC. Antibiotic prescribing and use in doctor's offices. https://www.cdc.gov/antibiotic-use/community/for-hcp/outpatient-hcp/adult-treatment-rec.html

Rule 218　抗菌薬　急性咽頭炎　適正使用

A群連鎖球菌の急性咽頭炎の診断にはCentor criteriaを使う。

Comment

Centor criteria（溶連菌性咽頭炎スコア）では「扁桃浸出液がある」「有痛性頸部リンパ節腫大がある」「発熱がある」「咳嗽がない」の4項目すべてが満たされればA群連鎖球菌である可能性は58%，3項目では38%，2項目では21%，1項目では7%である。CDCは2項目以上あればA群連鎖球菌の迅速抗原検査を実施することを推奨している。

Source

CDC. Grand Rounds：Getting smart about antibiotics. http://www.cdc.gov/mmwr/pdf/wk/mm6432.pdf

CDC. Antibiotic prescribing and use in doctor's office. https://www.cdc.gov/antibiotic-use/community/for-hcp/outpatient-hcp/adult-treatment-rec.html

Rule 219　抗菌薬　急性咽頭炎　適正使用

A群連鎖球菌による急性咽頭炎ではアモキシシリンによる10日間の治療を行う。

Comment

抗菌薬はA群連鎖球菌の迅速抗原検査（−）の患者での使用は推奨されない。A群連鎖球菌に対して信頼できる抗菌活性を考慮すると，第一選択薬はアモキシシリンである。ペニシリンアレルギーの患者ではセファレキシン，クリンダマイシン，マクロライド系が推奨される。アジスロマイシンおよびクリンダマイシンに耐性のA群連鎖球菌が増加しているので注意する。βラクタム系薬（経口）の推奨投与期間は10日間である。

Source

CDC. Antibiotic prescribing and use in doctor's offices. https://www.cdc.gov/antibiotic-use/community/for-hcp/outpatient-hcp/adult-treatment-rec.html

Rule 220 抗菌薬　急性気管支炎　適正使用

急性気管支炎には抗菌薬を処方しない。

Comment

急性気管支炎の評価では肺炎を除外する。普段元気な人では異常なバイタルサイン（心拍数≥ 100 回 / 分，呼吸回数≥ 24 回 / 分，口腔内体温≥ 38 ℃）や胸部診察所見（限局性コンソリデーション，ヤギ声，震盪音）がなければ，肺炎は稀である。喀痰に色がついていても細菌感染症を示さない。合併症のない急性気管支炎では咳嗽の期間にかかわらず，抗菌薬による治療は推奨されない。対症療法は咳止め，抗ヒスタミン薬，鼻の充血緩和剤で行う。

Source

CDC. Grand Rounds : Getting smart about antibiotics. http://www.cdc.gov/mmwr/pdf/wk/mm6432.pdf

CDC. Antibiotic prescribing and use in doctor' s office. https://www.cdc.gov/antibiotic-use/community/for-hcp/outpatient-hcp/adult-treatment-rec.html

Rule 221 抗菌薬　急性鼻副鼻腔炎　適正使用

急性鼻副鼻腔炎の原因の 90 ～ 98% はウイルス性であり，抗菌薬は必要ない。

Comment

米国の成人の約 8 人に 1 人（12%）が過去 12 ヵ月に急性鼻副鼻腔炎と診断され，その 90 ～ 98% がウイルス性であったとするデータがある。米国成人人口から推計すると，3,000 万回以上の診断数となり信頼性は高い。このことから急性鼻副鼻腔炎に抗菌薬を使う必要はなく，例え原因が細菌性であっても，自然治癒することが多いのでほとんどのケースで抗菌薬を必要としない。

Source

CDC. Antibiotic prescribing and use in doctor' s offices. https://www.cdc.gov/antibiotic-use/community/for-hcp/outpatient-hcp/adult-treatment-rec.html

Rule 222　抗菌薬　急性鼻副鼻腔炎　適正使用

急性鼻副鼻腔炎に「重症」「症状が持続」「症状悪化」といった状況があれば細菌性を疑う。

Comment

急性鼻副鼻腔炎の患者に「発熱（39℃以上），膿性鼻汁，顔面痛といった厳しい症状が3～4日以上続く」「臨床症状（鼻汁や咳嗽など）が10日以上も改善しない」「5～6日続いていたウイルス性上気道炎が改善傾向だったが，その後，症状（発熱，咳嗽，鼻汁）が悪化した（もしくは新規にみられるようになった）」がみられれば，細菌性を疑う。

Source

CDC. Antibiotic prescribing and use in doctor's offices. https://www.cdc.gov/antibiotic-use/community/for-hcp/outpatient-hcp/adult-treatment-rec.html

Rule 223　抗菌薬　急性鼻副鼻腔炎　適正使用

急性細菌性鼻副鼻腔炎を治療する際の第一選択薬はアモキシシリンかアモキシシリン / クラブラン酸である。

Comment

急性細菌性鼻副鼻腔炎の確定症例で合併症がなければ，抗菌薬を投与せずに注意深い観察とする。抗菌薬による治療を行う場合，第一選択薬はアモキシシリンもしくはアモキシシリン / クラブラン酸である。アジスロマイシンなどのマクロライド系は肺炎球菌が耐性化しているので推奨されない。ペニシリンアレルギーの患者ではドキシサイクリンもしくはフルオロキノロン系（レボフロキサシン，モキシフロキサシンなど）が代替薬として推奨される。

Source

CDC. Antibiotic prescribing and use in doctor's offices. https://www.cdc.gov/antibiotic-use/community/for-hcp/outpatient-hcp/adult-treatment-rec.html

Rule 224　抗菌薬　適正使用

感染症が疑われる集中治療室の患者では，抗菌薬の使用を減らすために PCT の連続測定を実施する。

Comment

PCT（プロカルシトニン：procalcitonin）は「❶細菌感染のための抗菌薬治療の期間を PCT の連続測定に基づいて短縮する」「❷ PCT 値が低値であるときに，抗菌薬治療を開始することを避ける」という役割について評価されてきた。集中治療室の重症患者において抗菌薬治療を終了するかどうかの判断に，PCT が使用できることを支持している複数の研究がある。一般に，PCT に誘導された抗菌薬治療の中止を評価している研究では，抗菌薬の効果不十分や死亡率の増加はなく，PCT 群で抗菌薬フリーの日が増えることを報告している（2 ～ 4 日）。集中治療室における重症セプシスもしくはセプティックショックの重症患者のみに焦点を当てた研究でも，28 日目の死亡率もしくは入院死亡には有意な差はみられず，PCT 誘導による抗菌薬治療の期間が約 2 日（中央値）減少したことを報告している。

Source

Barlam TF, et al. Implementing an antibiotic stewardship program: Guidelines by the Infectious Diseases Society of America and the Society for Healthcare Epidemiology of America. http://cid.oxfordjournals.org/content/early/2016/04/11/cid.ciw118.full.pdf

Rule 225　抗真菌薬　適正使用

呼吸器分泌物からカンジダ属が検出されても通常は保菌を示唆しているため抗真菌薬による治療の必要性はほとんどない。

Comment

カンジダ属が気道から分離されることは，集中治療室の患者，挿管患者，慢性気管切開の患者ではよく経験することである。そして，そのほとんどが気道の保菌を示しており，感染症ではない。

元々，カンジダ肺炎や肺膿瘍は極めて稀である。カンジダ属による肺炎は重症免疫不全患者に限定されており，それは血行性に肺に播種したものである。この場合，胸部の CT では多発性の肺結節がみられる。このようなことから，呼吸器検体からカンジダ属が分離されても，抗真菌薬は必ずしも必要ない。しかし，重症免疫不全患者では侵襲性カンジダ症の精査が必要となる。

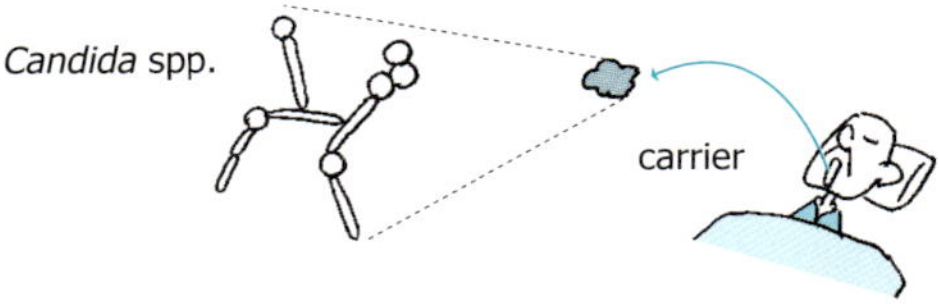

Source

Pappas PG, et al. Clinical practice guideline for the management of candidiasis：2016 Update by the Infectious Diseases Society of America. Clin Infect Dis. 2016；62（4）：e1-50. doi：10.1093/cid/civ933.

Rule 226　カンジダ血症　眼内炎

カンジダ血症が確認されたら，眼内炎合併の有無の確認のために好中球減少のない患者では 1 週間以内，好中球減少のある患者では好中球数が回復してから，眼科受診とする。

Comment

眼内炎では通常は後房が巻き込まれているが，前房も巻き込まれることがある。視力の予後は発症時の視力障害および黄斑の巻き込みの程度に左右される。カンジダ属が血行性拡散を通じて，眼の後房に到達する内因性感染を引き起こすことがある。この場合，感染が脈絡網膜もしくは硝子体に広がり，硝子体炎に進展するような脈絡網膜炎がみられる。カンジダ・アルビカンス（*Candida albicans*）は内因性眼内炎で最もよくみられる菌種であるが，カンジダ血症を引き起こすすべてのカンジダ属はこの合併症を引き起こすことができる。従って，カンジダ血症の患者では，眼内炎を合併しているか否かの確認のために，好中球減少のない患者では1週間以内に眼底（散瞳）検査を実施すべきである。一方，好中球減少があると眼脈絡膜および硝子体の感染の眼科的所見が明らかでないことがあるので，好中球減少患者では好中球数が回復するまで待ってから（回復後1週以内），眼科を受診する。

Source

Pappas PG, et al. Clinical practice guideline for the management of candidiasis：2016 Update by the Infectious Diseases Society of America. Clin Infect Dis. 2016；62（4）：e1-50. doi：10.1093/cid/civ933.

Rule 227　**抗菌薬　適正使用**

無症候性細菌尿は治療しない。ただし，妊婦と泌尿器手術前の患者の無症候性細菌尿は治療する。

Comment

無症候性細菌尿による膿尿は抗菌薬治療の適用にはならない。ただし，妊婦では妊娠早期に少なくとも1回は尿培養によって細菌尿をスクリーニングし，結果が陽性であれば治療する。妊婦の無症候性細菌尿では腎盂腎炎，早産，低体重児のリスクが高まるからである。この場合，抗菌薬による治療期間は4～7日である。粘膜損傷のリスクのある内視鏡下泌尿器手術が予定されている患者についても，手術前に細菌尿のスクリーニングと治療を行う。このような泌尿器手術の際，患者に細菌尿があると，手術野が激しく汚染されてしまうためである。泌尿器手術が予定されている無症候性細菌尿の患者についても，短期間コース（1～2回）の抗菌薬治療を行う。

Source

Clinical practice guideline for the management of asymptomatic bacteriuria：2019 Update by the Infectious Diseases Society of America Clinical Infectious Diseases, 68(10), e83–e110, 2019. https://doi.org/10.1093/cid/ciy1121

感染症と予防策一覧

Appendix

	感染症・病態	予防策	実施期間
あ	アクチノミセス症	標準予防策	常時
	アスペルギルス症	標準予防策	常時
	圧迫潰瘍（褥瘡性潰瘍，圧迫痛），感染性		
	大きい病変	接触予防策	罹患期間
	小さい病変または限局病変	標準予防策	常時
	アデノウイルス感染症⇒「胃腸炎」，「結膜炎」，「肺炎」を参照		
	アメーバ症	標準予防策	常時
	RS ウイルス感染，幼児，年少小児，免疫不全成人	接触予防策	罹患期間
い	胃腸炎		
	アデノウイルス	標準予防策	常時
	エルシニア・エンテロコリティカ	標準予防策	常時
	キャンピロバクター属	標準予防策	常時
	クリプトスポリジウム属	標準予防策	常時
	クロストリディオイデス・ディフィシル	接触予防策	罹患期間
	コレラ	標準予防策	常時
	サルモネラ属（チフス菌を含む）	標準予防策	常時
	シゲラ属（細菌性赤痢）	標準予防策	常時
	ジアルジア・ランブリア	標準予防策	常時
	大腸菌		
	腸管出血性 O157：H7 および志賀毒素産生株	標準予防策	常時
	その他の菌種	標準予防策	常時
	腸炎ビブリオ	標準予防策	常時
	ノロウイルス	接触予防策	症状消失後 48 時間まで

	感染症・病態	予防策	実施期間
	ロタウイルス おむつ・便失禁 インフルエンザ ヒトインフルエンザ（季節性） トリインフルエンザ（H5N1 株など）	標準予防策 接触予防策 飛沫予防策	常時 罹患期間 5 日間 （免疫不全患者では延長）
う	ウイルス性呼吸器疾患 （他の箇所でカバーされない場合） 成人 幼児または年少小児 ⇒「呼吸器感染症（急性）」を参照	標準予防策	常時
	ウイルス性出血熱（ラッサ，エボラ，マールブルグ，クリミア－コンゴ熱ウイルスによる）	標準予防策 ＋飛沫予防策 ＋接触予防策	常時 罹患期間 罹患期間
え	HIV 感染	標準予防策	常時
	エキノコックス症	標準予防策	常時
	エコーウイルス ⇒「腸管ウイルス感染」を参照		
	壊死性腸炎	標準予防策	常時
	壊疽（ガス壊疽）	標準予防策	常時
	エプスタイン・バーウイルス感染 （伝染性単核球症を含む）	標準予防策	常時
	エボラウイルス出血熱 ⇒「ウイルス性出血熱」を参照		
	エルシニア胃腸炎 ⇒「胃腸炎」を参照		
お	オウム病（オウム病クラミジア）	標準予防策	常時
か	回帰熱	標準予防策	常時
	疥癬	接触予防策	有効な治療開始後 24 時間まで
	回虫症	標準予防策	常時
	川崎病	標準予防策	常時

	感染症・病態	予防策	実施期間
	肝炎，ウイルス性		
	A 型	標準予防策	常時
	おむつあるいは失禁状態	接触予防策	罹患期間
	B 型（HBs 抗原陽性）：急性および慢性	標準予防策	常時
	C 型と他の特定されていない非 A 非 B 型	標準予防策	常時
	D 型（B 型肝炎ウイルスの合併感染のみにみられる）	標準予防策	常時
	E 型	標準予防策	常時
	G 型	標準予防策	常時
	カンジダ症（皮膚粘膜型を含むすべての型）	標準予防策	常時
	感染性海綿状脳症 ⇒「クロイツフェルト - ヤコブ病，CJD，vCJD」を参照		
き	Q 熱	標準予防策	常時
	キャンピロバクター胃腸炎 ⇒「胃腸炎」を参照		
	狂犬病	標準予防策	常時
	蟯虫症	標準予防策	常時
	ギランバレー症候群	標準予防策	常時
く	クラミジア・トラコマティス		
	結膜	標準予防策	常時
	性器（性病性リンパ肉芽腫）	標準予防策	常時
	呼吸器（生後 3 ヵ月未満の乳児）	標準予防策	常時
	クラミジア（クラミドフィラ）肺炎	標準予防策	常時
	クリプトコッカス症	標準予防策	常時
	クリプトスポリジウム症 ⇒「胃腸炎」を参照		

	感染症・病態	予防策	実施期間
	クリミア－コンゴ熱 ⇒「ウイルス性出血熱」を参照		
	クループ ⇒乳幼児では「呼吸器感染症（急性）」を参照		
	クロイツフェルト－ヤコブ病，CJD，vCJD	標準予防策	常時
	クロストリジウム属 ウェルシュ菌 ガス壊疽 食中毒 クロストリディオイデス・ディフィシル ⇒「胃腸炎」を参照 ボツリヌス菌	 標準予防策 標準予防策 標準予防策	 常時 常時 常時
け	結核 肺または喉頭疾患，確定 肺または喉頭疾患，疑い 髄膜炎 肺外，排膿病変 現在肺病変はないが皮膚テスト陽性	 空気予防策 空気予防策 標準予防策 標準予防策 標準予防策	 罹患期間 罹患期間 常時 常時 常時
	結膜炎 クラミジア 急性ウイルス性（急性出血性） 急性細菌性 淋菌性	 標準予防策 接触予防策 標準予防策 標準予防策	 常時 罹患期間 常時 常時
	下痢，急性感染性が疑われる ⇒「胃腸炎」を参照		
こ	呼吸器感染症（急性） 成人 乳幼児	 標準予防策 接触予防策	 常時 罹患期間
	抗菌薬関連大腸炎 ⇒「胃腸炎，クロストリディオイデス・ディフィシル」を参照		

	感染症・病態	予防策	実施期間
	鉤虫症	標準予防策	常時
	喉頭蓋炎（インフルエンザ菌による）	飛沫予防策	有効な治療開始後 24 時間まで
	コクシジオイデス症 肺炎 排膿病変	 標準予防策 標準予防策	 常時 常時
	コックサッキーウイルス ⇒「腸管ウイルス感染」を参照		
	コレラ⇒「胃腸炎」を参照		
	コロラドダニ熱	標準予防策	常時
	コロナウイルス（SARS-CoV） ⇒「重症急性呼吸器症候群」を参照		
さ	細気管支炎 ⇒乳幼児では「呼吸器感染症（急性）」を参照	接触予防策	罹患期間
	細菌性赤痢⇒「胃腸炎」を参照		
	サイトメガロウイルス感染症（新生児または免疫不全者を含む）	標準予防策	常時
	サル痘	空気予防策 ＋接触予防策	空気：サル痘が確定されて，天然痘が除外されるまで 接触：病変が痂皮化するまで
	サルモネラ症 ⇒「胃腸炎」を参照		
	壊疽性口腔炎（ワンサン・アンギーナ）	標準予防策	常時
し	ジアルジア鞭毛虫症 ⇒「胃腸炎」を参照		
	子宮内膜炎	標準予防策	常時

感染症・病態	予防策	実施期間
ジフテリア		
喉頭	飛沫予防策	24 時間空けて採取された 2 回の培養が陰性になるまで
皮膚	接触予防策	同上
重症急性呼吸器症候群（SARS）	空気予防策 ＋飛沫予防策 ＋接触予防策	罹患期間に加え呼吸器症状がないか改善していれば発熱が改善後 10 日をプラスする。
種痘疹（接種部位，ワクチン接種に引き続く副反応）		
接種部位のケア（自家接種部位を含む）	標準予防策	常時
種痘性湿疹	接触予防策	病変が乾燥するまで
致死的種痘疹	接触予防策	
全身性種痘疹	接触予防策	
進行性種痘疹	接触予防策	
接種後脳炎	標準予防策	常時
眼瞼炎または結膜炎	標準予防策 ＋接触予防策	常時
虹彩炎または角膜炎	標準予防策	常時
種痘疹関連多形性紅斑（スティーヴンズ - ジョンソン症候群）	標準予防策	常時
住血吸虫病（ビルハルツ吸虫病）	標準予防策	常時
条虫病		
有鉤条虫（豚肉）	標準予防策	常時
小型条虫	標準予防策	常時
その他	標準予防策	常時
褥瘡性潰瘍⇒「圧迫潰瘍」を参照		
小児バラ疹（HHV-6 によって引き起こされる）	標準予防策	常時

	感染症・病態	予防策	実施期間
	食中毒		
	ウェルシュ菌	標準予防策	常時
	ブドウ球菌性	標準予防策	常時
	ボツリヌス中毒	標準予防策	常時
	虱症		
	頭部	接触予防策	有効な治療開始後 24 時間まで
	体部	標準予防策	常時
	陰部	標準予防策	常時
す	水痘	空気予防策＋接触予防策	病変が乾燥して痂皮化するまで
	髄膜炎		
	インフルエンザ菌タイプ b 確定または疑い	飛沫予防策	有効な治療開始後 24 時間まで
	結核菌	標準予防策	
	細菌性，グラム陰性，新生児	標準予防策	
	真菌性	標準予防策	
	髄膜炎菌 確定または疑い	飛沫予防策	有効な治療開始後 24 時間まで
	肺炎球菌	標準予防策	
	無菌性（非細菌性またはウイルス性） ⇒「腸管ウイルス感染」も参照	標準予防策	
	リステリア菌 ⇒「リステリア症」を参照	標準予防策	
	他の同定された細菌	標準予防策	
	髄膜炎菌感染症：敗血症，肺炎，髄膜炎	飛沫予防策	有効な治療開始後 24 時間まで
	スポロトリクス症	標準予防策	
せ	性病性リンパ肉芽腫	標準予防策	
	せつ：黄色ブドウ球菌性	標準予防策	
	幼児および年少小児	接触予防策	有効な治療開始後 24 時間まで
	接合真菌症	標準予防策	

	感染症・病態	予防策	実施期間
	節足動物媒介ウイルス性脳炎（東，西，ベネズエラ馬脳脊髄炎，セントルイス・カルフォルニア脳炎，ウエストナイルウイルス）およびウイルス熱（デング熱，黄熱，コロラドダニ熱）	標準予防策	常時
	先天性風疹	接触予防策	1歳になるまで
	旋毛虫病	標準予防策	常時
そ	創感染症 大きい 局所，限定	 接触予防策 標準予防策	 罹患期間
	鼠径肉芽腫 （ドノヴァン症，性病性肉芽腫）	標準予防策	常時
	鼠咬症	標準予防策	常時
た	帯状疱疹 すべての患者において播種性病変がみられる場合 免疫不全患者において限局性病変がみられる場合（播種性病変が除外されるまで） 免疫システムが正常な患者において限局性病変がある場合	 空気予防策＋接触予防策 空気予防策＋接触予防策 標準予防策	 罹患期間 罹患期間 常時
	大腸菌性胃腸炎⇒「胃腸炎」を参照		
	多剤耐性菌，発症または保菌（MRSA，VRE，VISA/VRSA，ESBL，耐性肺炎球菌など）	標準予防策＋接触予防策	
	単純ヘルペス 新生児 脳炎 皮膚粘膜，再発性（皮膚，口，性器） 皮膚粘膜，播種性か原発性，重症	 接触予防策 標準予防策 標準予防策 接触予防策	 病変が乾いて痂皮化するまで 病変が乾いて痂皮化するまで

	感染症・病態	予防策	実施期間
	炭疽病 肺 皮膚	 標準予防策 標準予防策	 常時 常時
ち	腸炎，クロストリディオイデス･ディフィシル⇒「胃腸炎」を参照		
	腸炎ビブリオ⇒「胃腸炎」を参照		
	腸管ウイルス感染（A 群および B 群コクサッキーウイルスおよびエコーウイルス）（ポリオウイルス以外）	標準予防策	常時
	腸球菌属⇒疫学的に重大，バンコマイシン耐性は「多剤耐性菌」を参照		
	腸チフス（チフス菌） ⇒「胃腸炎」を参照		
て	手足口病 ⇒「腸管ウイルス感染」を参照		
	デング熱	標準予防策	常時
	伝染性紅斑 ⇒「パルボウイルス B19」を参照		
	伝染性単核球症	標準予防策	常時
	伝染性軟属腫	標準予防策	常時
	伝染性膿痂疹（オルフウイルス）	標準予防策	常時
	天然痘 ⇒ワクチン接種された人々の管理には「種痘疹」を参照	空気予防策＋接触予防策	罹患期間
と	トキシックショック症候群（ブドウ球菌感染症，連鎖球菌感染症）	標準予防策	常時
	トキソプラズマ症	標準予防策	常時
	トラコーマ，急性	標準予防策	常時
	トリコモナス症	標準予防策	常時

	感染症・病態	予防策	実施期間
	トリインフルエンザ ⇒「インフルエンザ」を参照		
な	軟性下疳	標準予防策	常時
に	二次性細菌感染（黄色ブドウ球菌，A群β溶血性連鎖球菌）	標準予防策 ＋接触予防策	
	尿路感染（腎盂腎炎を含む），尿道留置カテーテルあり，またはなし	標準予防策	常時
ね	猫ひっかき病（良性接種性リンパ細網症）	標準予防策	常時
	熱傷皮膚症候群（ブドウ球菌性）	接触予防策	罹患期間
の	脳炎もしくは脳脊髄膜炎 ⇒それぞれの原因菌を参照		
	膿痂疹	接触予防策	有効な治療開始後24時間まで
	膿瘍 排膿，大量 排膿，少量または限局	 接触予防策 標準予防策	 排膿期間 常時
	ノカルジア症，排膿病変か他の症状	標準予防策	常時
	ノロウイルス胃腸炎 ⇒「胃腸炎」を参照		
は	肺炎 アデノウイルス インフルエンザ菌，タイプb 成人 幼児と小児（どの年齢も） ウイルス 成人 幼児と年少小児⇒「呼吸器感染症，急性」を参照 クラミジア（クラミドフィラ）	 飛沫予防策 ＋接触予防策 標準予防策 飛沫予防策 標準予防策 標準予防策	 罹患期間 常時 有効な治療開始後24時間まで 常時 常時

感染症・病態	予防策	実施期間
肺炎		
水痘 - 帯状疱疹ウイルス ⇒「水痘」を参照		
バークホルデリア・セパシア		
嚢疱性線維症の患者．気道への定着を含む	標準予防策	常時
嚢胞性線維症のない患者 ⇒「多剤耐性菌」を参照		
ニューモシスティス・イロベチー	標準予防策	常時
A 群連鎖球菌性		
成人	標準予防策	常時
幼児と年少小児	飛沫予防策	有効な治療開始後 24 時間まで
黄色ブドウ球菌性	標準予防策	常時
真菌性	標準予防策	常時
髄膜炎菌性	飛沫予防策	有効な治療開始後 24 時間まで
肺炎球菌性	標準予防策	常時
多剤耐性⇒「多剤耐性菌」を参照		
マイコプラズマ（原発性非定型肺炎）	飛沫予防策	有効な治療開始後 24 時間まで
レジオネラ属	標準予防策	常時
他に列挙されていない細菌（グラム陰性菌を含む）	標準予防策	常時
梅毒		
潜在性，梅毒反応陽性で無症状	標準予防策	常時
皮膚と粘膜（先天性，原発性，二次性）	標準予防策	常時
白癬（皮膚糸状菌症，皮膚真菌症，白癬）	標準予防策	常時
破傷風	標準予防策	常時
バベジア症	標準予防策	常時
パラインフルエンザ感染症，幼児と年少小児の呼吸器	接触予防策	罹患期間

	感染症・病態	予防策	実施期間
	パルボウイルス B19（伝染性紅斑）	飛沫予防策	
	ハンタウイルス肺症候群	標準予防策	常時
	ハンセン病	標準予防策	常時
ひ	非結核性抗酸菌 肺 創部	 標準予防策 標準予防策	 常時 常時
	ヒストプラズマ症	標準予防策	常時
	ビブリオ・パラヘモリティクス ⇒「胃腸炎」を参照		
	百日咳	飛沫予防策	有効な治療開始から 5 日間
ふ	風疹⇒「先天性風疹」も参照	飛沫予防策	発疹が始まってから 7 日まで
	ブドウ球菌性疾患（黄色ブドウ球菌） 皮膚，創部，熱傷 大きい 小さい，または限局している 腸炎 多剤耐性 ⇒「多剤耐性菌」を参照 肺炎 熱傷様皮膚症候群 トキシックショック症候群	 接触予防策 標準予防策 標準予防策 標準予防策 接触予防策 標準予防策	 罹患期間 常時 常時 常時 罹患期間 常時
	ブラストミセス症 （北アメリカ，皮膚，肺）	標準予防策	常時
	プリオン病⇒「クロイツフェルト-ヤコブ病」を参照		
	ブルセラ病（波状熱，マルタ熱，地中海熱）	標準予防策	常時
	糞線虫症	標準予防策	常時

	感染症・病態	予防策	実施期間
へ	閉鎖腔感染症		
	開放ドレーンが留置され，排膿が限局性または少量	標準予防策	常時
	排膿がないか，閉鎖式ドレーンシステムが留置	標準予防策	常時
	ペスト		
	腺ペスト	標準予防策	常時
	肺ペスト	飛沫予防策	有効な治療開始後 48 時間まで
	ヘルパンギーナ ⇒「腸管ウイルス感染」を参照		
	鞭毛虫病	標準予防策	常時
ほ	蜂巣炎	標準予防策	常時
	胞虫症	標準予防策	常時
	ボツリヌス中毒	標準予防策	常時
	発疹チフス		
	発疹チフスリケッチア（流行性またはシラミ発疹チフス）	標準予防策	常時
	発疹熱リケッチア	標準予防策	常時
	ポリオ（灰白髄炎）	接触予防策	罹患期間
ま	マイコプラズマ肺炎	飛沫予防策	罹患期間
	麻疹	空気予防策	発疹から4日間，免疫不全患者では罹患期間
	マラリア	標準予防策	常時
	マールブルグ病 ⇒「ウイルス性出血熱」を参照		
む	ムーコル症	標準予防策	
	ムンプス（流行性耳下腺炎）	飛沫予防策	発症後5日間まで

	感染症・病態	予防策	実施期間
や	野兎病 　肺 　排膿病変	 標準予防策 標準予防策	 常時 常時
ら	ライ症候群	標準予防策	常時
	ライム病	標準予防策	常時
	ラッサ熱 　⇒「ウイルス出血熱」を参照		
	ランブル鞭毛虫症 　⇒「胃腸炎」を参照		
り	リウマチ熱	標準予防策	常時
	リケッチア痘瘡（小胞性リケッチア症）	標準予防策	常時
	リケッチア熱，ダニ伝播（ロッキー山紅斑熱，発疹チフス）	標準予防策	常時
	リステリア症（リステリア属）	標準予防策	常時
	リッター病（ブドウ球菌性熱傷皮膚症候群）	接触予防策	罹病期間
	淋菌性新生児眼炎（淋菌性眼炎，新生児の急性結膜炎）	標準予防策	常時
	リンパ球性脈絡髄膜炎	標準予防策	常時
	淋病	標準予防策	常時
る	類鼻疽（すべての型）	標準予防策	常時
れ	レジオネラ症	標準予防策	常時
	レプトスピラ症	標準予防策	常時
	連鎖球菌疾患（A 群連鎖球菌） 　皮膚，創部，熱傷 　　大きい 　　小さい，または限局している	 接触予防策 ＋飛沫予防策 標準予防策	 有効な治療開始 後 24 時間まで 常時

	感染症・病態	予防策	実施期間
	子宮内膜炎（産褥性敗血症）	標準予防策	常時
	幼児および年少小児での咽頭炎	飛沫予防策	有効な治療開始後24時間まで
	幼児および年少小児での猩紅熱	飛沫予防策	有効な治療開始後24時間まで
	肺炎	飛沫予防策	有効な治療開始後24時間まで
	重症侵襲性疾患	飛沫予防策	有効な治療開始後24時間まで
	連鎖球菌疾患（B群連鎖球菌），新生児	標準予防策	常時
	連鎖球菌疾患（A群でもB群でもない），他にリストされていない 多剤耐性⇒「多剤耐性菌」を参照	標準予防策	常時
ろ	ロタウイルス感染 ⇒「胃腸炎」を参照		
	ロッキー山紅斑熱 ⇒「リケッチア熱，ダニ伝播」を参照		
わ	ワンサン・アンギーナ ⇒「塹壕性口内炎」を参照		

索引

Index

あ

アウトブレイク　154, 155
亜急性硬化性全脳炎　134
アスペルギルス症　81
アスペルギルス対策　79, 81
アスペルギルス胞子　81
アナフィラキシー　130
アルコール　39, 76, 77
　ー手指消毒　64, 153
　ー手指消毒薬　61, 62, 63, 64, 65, 67, 68, 69, 115
　ー消毒薬　112
　ー抵抗性　66
アレルギー性鼻炎　29
安全装置付き器材　160
アンチバイオグラム　173

い

易感染性　78, 79, 80, 81
イソニアジド　150, 151
イベルメクチン　158
医療関連感染　32, 116
医療従事者　36, 89, 159, 160, 161, 164, 165, 169, 170
陰圧　145
　ーチェック　147
インフェクションコントロール・リスクアセスメント　81
インプラント　123
インフルエンザ　131, 132
　ーウイルス　129, 130, 131, 132
　ーワクチン　130

え

エアロゾル　32, 46, 73, 106, 109, 132, 144
衛生的手洗い　61, 62, 63, 64, 65

か

疥癬虫　155, 156, 157, 158, 159
疥癬トンネル　158
外来　42
ガウン　36, 37, 57, 58
角化型疥癬　155, 156, 157, 158, 159
核酸増幅法　184
隔離　35, 36, 39, 172
家庭用漂白剤　75
カテーテル関連尿路感染　96, 99, 101
カテーテル由来血流感染　87, 90, 93
カニューレ　30
カフ　38, 41, 47
カーペット　78, 80
芽胞　120
　ー形成菌　66
カルバペネマーゼ産生腸内細菌科細菌　178
カルバペネム耐性腸内細菌科細菌　178

換気　44, 79
環境整備　71, 72, 73, 74, 75, 76, 77, 78, 79, 83, 84
環境表面　71, 73, 74, 75, 76, 77, 83, 123, 124, 133, 140, 160, 176
玩具　77
間歇導尿　97, 98
カンジダ血症　95, 103, 190
カンジダ属　189
カンジダ尿　101, 102
感染経路　33, 43, 77, 169
　一別予防策　33, 34, 35, 39, 51
感染源　24, 48, 95
感染率　116, 117

き
気管支分泌物　104, 105
気管チューブ　104, 105
気管内吸引カテーテル　105
偽膜性腸炎　153
キャップ　89
急性咽頭炎　185
急性気管支炎　187
急性期病院　172
急性細菌性鼻副鼻腔炎　188
急性鼻副鼻腔炎　187, 188
胸膜結核　149
菌交代症　153

く
空気　45, 46
　一圧　45, 46, 79
　一感染　43, 44, 46, 48, 143
　一感染隔離室　45, 46, 145, 147
　一予防策　44, 45, 46, 47, 48
グラム陰性桿菌　76, 106
グラム陽性球菌　76
クランプ　101
クリティカル器具　72, 123, 124
グルタミン酸脱水素酵素　184
クロストリディオイデス・ディフィシル　66, 151, 153, 154, 155
　一感染症　179, 183, 184
クロルヘキシジン　67, 90
　一含有アルコール製剤　90, 94

け
経口抗菌薬　183
血圧計　38, 41, 47
血液　58, 75, 83
　一・体液曝露　51, 52, 59
　一汚染　82
　一媒介病原体　114, 159, 160, 161, 163, 164, 165, 166, 167
　一曝露　115
結核患者　56
結核菌　43, 56, 143, 144, 145, 146, 147, 148, 149, 150, 151
血管内カテーテル　87, 88, 89, 90, 91, 92, 93, 94, 95
血糖コントロール　110
血糖値　110
結露　104
下痢　151, 152, 184
建設前リスクアセスメント　82

こ
抗菌薬　107, 109, 179, 180, 181, 182, 183, 184, 185, 186, 187, 188, 189, 191
　一適正使用支援　179, 180, 183
抗真菌薬　189
高水準消毒薬　119, 121
好中球減少　95, 190, 191
喉頭結核　144, 145, 149
抗トキシン B 抗体　184

高頻度接触面　38, 39, 71
ゴーグル　58, 59, 140
呼吸器回路　103, 104
呼吸器感染症　26
個室　35, 36, 172
個人防護具　25, 37, 51, 52, 53, 55, 58, 114
コホーティング　35, 36, 39, 172

さ

細菌汚染　74, 106, 125
細菌尿　98, 101, 191
在宅医療　126
採尿バッグ　99, 100
サージカルマスク　27, 28, 31, 40, 41, 42, 45, 46, 48, 51, 55, 56, 57, 140
殺菌濃度　107
サーベイランス　81, 87, 116, 117, 175

し

次亜塩素酸ナトリウム　84, 140, 141
事後届出制　181
事前許可制　181
持続活性　67
湿性生体物質　24, 52
シャワー　110
シャント穿刺　115
就業制限　143
重症急性呼吸器症候群　33
重症セプシス　189
手指　38, 39
　―衛生　28, 37, 53, 55, 61, 62, 64, 71, 114, 115, 143
　―の 5 つのタイミング　62, 63, 153
手術器材　123
手術室　109
手術時手洗い　67, 68
手術部位感染　106, 107, 108, 109, 110, 111, 112, 113
手術前入浴　111
症候性尿路感染　98, 100
消毒　38, 39, 77, 82, 83, 119, 120, 124, 141, 176
　―薬　110, 119, 121, 122
除菌洗浄剤　39
職業感染対策　159
職場復帰　131, 143
食器洗浄機　38, 41, 47
シールチェック　56, 147, 148
人工呼吸器関連肺炎　103, 104
心臓カテーテル　123
診断　34

す

垂直面　72
水痘　139
　―ウイルス　43
　―ワクチン　139
水平面　72
スクラブ　68
スポルディング分類　72, 123

せ

生花　97
清潔手技　97
清潔手袋　91
清潔部位　54
清掃　71, 73, 74, 75, 76
咳エチケット　26, 27, 28, 29, 41, 45, 46, 48, 131
脊椎処置　31
積極的監視培養　174
石鹸と流水　61, 62, 64, 153, 154

接触感染　35, 37, 169
接触者調査　149
接触予防策　35, 36, 37, 38, 140, 142, 154, 155, 172, 175
セプティックショック　189
セミクリティカル器具　72, 123, 124, 125
潜在性結核感染　150, 151
洗浄　38, 39, 77, 82, 83, 120, 124, 126, 176
　一液　74
　一剤　77
全身用ドレープ　89
喘息　29
先天性風疹症候群　136

そ
造血幹細胞移植患者　78, 79, 80, 81, 174

た
体液　58, 75
タイムアウト　182
第四級アンモニウム化合物　67
多剤耐性アシネトバクター　177
多剤耐性菌　35, 169, 170, 171, 172, 173, 174, 175, 176
多剤耐性グラム陰性桿菌　35, 174
多剤耐性結核　148
多剤耐性緑膿菌　177
卵アレルギー　130
単回量バイアル　30
蛋白性物質　61

ち
中央材料室　124
注射器　29, 30
注射用抗菌薬　183
中心静脈カテーテル　88, 89, 90, 91, 94, 95
中心ライン関連血流感染　87
中水準消毒薬　120
超音波ガイド　89
長期ケア施設　172

つ
通常疥癬　155, 156, 157, 158, 159
つけ爪　66
爪　66

て
手荒れ　64, 65
低水準消毒薬　39, 77, 120
低頻度接触面　71, 72
手袋　36, 37, 51, 52, 53, 54, 55

と
同種造血幹細胞移植患者　79, 80
透析患者　82, 115, 163
透析室　82, 83, 84
透析装置　82
　一外装　83
透析ベッド　82, 85
動脈カテーテル　91
トキシン A/B 酵素免疫アッセイ　184
毒素産生性検査　184
ドライフラワー　79, 80
トリアージ　48
トリクロサンコーティング縫合糸　113, 114
ドレッシング　91, 92
ドレナージ　104

な
内視鏡　123, 125

に
入浴　110, 158
尿道留置カテーテル　96, 97, 98, 99, 100, 101, 102
妊婦　137

ね
ネブライザー　106

の
濃厚接触者　159
ノロウイルス　66, 140, 141, 142, 143
　—胃腸炎　140, 141, 142, 143
ノンクリティカル　73
　—器具　38, 41, 47, 72, 123, 124, 126

は
肺結核　144, 145, 149
梅毒　168
背面ルーメン　104
培養　77, 175
曝露　25, 37
　—後予防　166, 167
バケツ　74
バスキュラーアクセス　114, 115
鉢植え植物　78, 80
針刺し　159, 165, 166, 167, 168
バンコマイシン　155, 184
　—耐性腸球菌　35, 170, 176

ひ
非結核性抗酸菌　106
非侵襲的陽圧換気療法　105
ヒト免疫不全ウイルス　166
皮膚炎　65
皮膚常在菌　53, 115
皮膚消毒　111, 112, 115
飛沫　28, 44, 109, 129, 133
　—核　44, 143, 144
　—感染　39, 40, 42, 44
　—予防策　39, 40, 41, 42
標準予防策　23, 24, 25, 26, 33, 34, 51, 52, 155, 172, 175
病棟閉鎖　176
ピレスロイド系殺虫剤　157

ふ
フィダキソマイシン　155, 184
フィットテスト　56, 146, 147, 148
風疹　135, 136, 138
　—ウイルス　135, 136
　—ワクチン　137, 138
フェイスシールド　58, 59, 140
フェノトリン　158
複数回量バイアル　30
不潔部位　54
ブースター接種　163, 164
プリオン　85
ブレイクポイント　173
プロカルシトニン　189

へ
閉鎖式導尿システム　99, 100
ベズロトクスマブ　184
ペルオキソ一硫酸水素カリウム　84

ほ
膀胱鏡　123
膀胱洗浄　99
防護環境　79, 80, 131
保菌　101, 102
　—者　35

埃　73, 76, 109
保湿剤　65

ま
マキシマル・バリアプリコーション　89, 94
麻疹　132, 133, 134, 138
　ーウイルス　43, 132, 133
末梢静脈カテーテル　91, 92
末梢挿入型中心静脈カテーテル　88, 89
慢性閉塞性肺疾患　29

み
ミエログラフィー　31

む
無菌器材　97
無菌操作　97, 99
無菌テクニック　29
無症候性細菌尿　191
無縫合固定器具　93
ムンプス　138

め
眼　59
メチシリン耐性黄色ブドウ球菌　35, 176
滅菌　30, 119, 120, 124, 126
　ーガウン　89
　ー水　106
　ー手袋　89, 91
メトロニダゾール　155, 184

も
モップ　74, 75

や
薬剤感受性試験　173
薬剤感受性パターン　173

ゆ
有機物　75, 120, 124
輸液セット　93
床　73, 75

よ
陽圧チェック　147
ヨウ素系消毒薬　113
溶連菌性咽頭炎スコア　186
汚れ　76
予防抗菌薬　107, 108, 109

ら
落屑　156

り
リキャップ　159
リネン　32
臨床症状　34

わ
ワクチン　138

A
A 群連鎖球菌　185, 186
antimicrobial stewardship　179

B
B 型肝炎ウイルス　29, 83, 114, 160, 161, 162, 163, 164
B 型肝炎用免疫グロブリン　162, 165
Bristol score　152

C
CAUTI　96, 99, 101
CDI　151, 179, 183, 184
Centor criteria　186
C 型肝炎ウイルス　165
CLABSI　87
CLSI　173
CPE　178
CRBSI　87, 88
CRE　178
CVC　88, 89, 95

E
ESBL 産生菌　174, 178

F
FIO_2　112

H
HbA1c　110
HBIG　162, 165
HBs 抗原　83, 84
HBs 抗体　84, 160, 162, 163, 164, 165
　—検査　161
HBV　29, 83, 84, 114, 160
　—ワクチン　160, 161, 162, 163
HCV　165
　—抗体　165
HEPA フィルター　45, 79, 145
HIV　166
　—スクリーニング検査　168

I
ICRA　81

M
MBP　89
MDRA　174, 177
MDRP　174, 177
MRSA　35, 171, 174, 176

N
N95 マスク　45, 55, 56, 57, 132, 146, 147
NPPV　105

P
PCRA　82
PCT　189
PICC　88, 89

S
SARS　33
　—コロナウイルス　43
SSI　106, 107

V
VAP　103, 104
VRE　35, 170, 176

著者紹介

矢野邦夫（やの くにお）　浜松医療センター　副院長 兼 感染症内科部長 兼 衛生管理室長

略歴：

1981年3月	名古屋大学医学部卒業
1981年4月	名古屋掖済会病院
1987年7月	名古屋第二赤十字病院
1988年7月	名古屋大学　第一内科
1989年12月	米国フレッドハッチンソン癌研究所
1993年4月	浜松医療センター
1996年7月	米国ワシントン州立大学感染症科 エイズ臨床短期留学 米国エイズトレーニングセンター臨床研修終了
1997年4月	浜松医療センター　感染症内科部長（現職）
1997年7月	同　衛生管理室長（現職）
2008年7月	同　副院長（現職）

- 医学博士
- 浜松医科大学　臨床教授
- 三重県立看護大学　客員教授
- 日本医師会認定産業医
- 感染制御医
- 感染症専門医
- 抗菌化学療法指導医
- 日本内科学会認定医
- エイズ学会認定医・指導医
- 血液専門医・指導医
- 輸血専門医
- 日本感染症学会，日本環境感染学会　評議員

著書：5W1H ×感染対策～6つの要素で対策の肝をつかもう！（リーダムハウス），マメカン～絵でみる感染防止キーワード200（リーダムハウス），感染対策のレシピ 第2版（リーダムハウス），矢野流！感染予防策の考え方 ―知識を現場に活かす思考のヒント（リーダムハウス），秘伝！感染対策 院内レクチャーのコツ！（リーダムハウス），感染制御 INDEX100 の原則（ヴァン メディカル），ねころんで読める CDC ガイドライン（メディカ出版）など多数

医療従事者のための
感染対策ルールブック

2019年9月20日　第1版第1刷©
2020年4月20日　第1版第2刷

著　者　矢野邦夫

発行者　多賀友次

定　価（本体 2,700 円＋税）

発行所　株式会社 リーダムハウス

〒507-0063　岐阜県多治見市松坂町 1-110
TEL　0572-27-3059　FAX　0572-27-3288　www.readam.co.jp

印刷・製本　株式会社 シナノ
ISBN978-4-906844-18-0　C3047